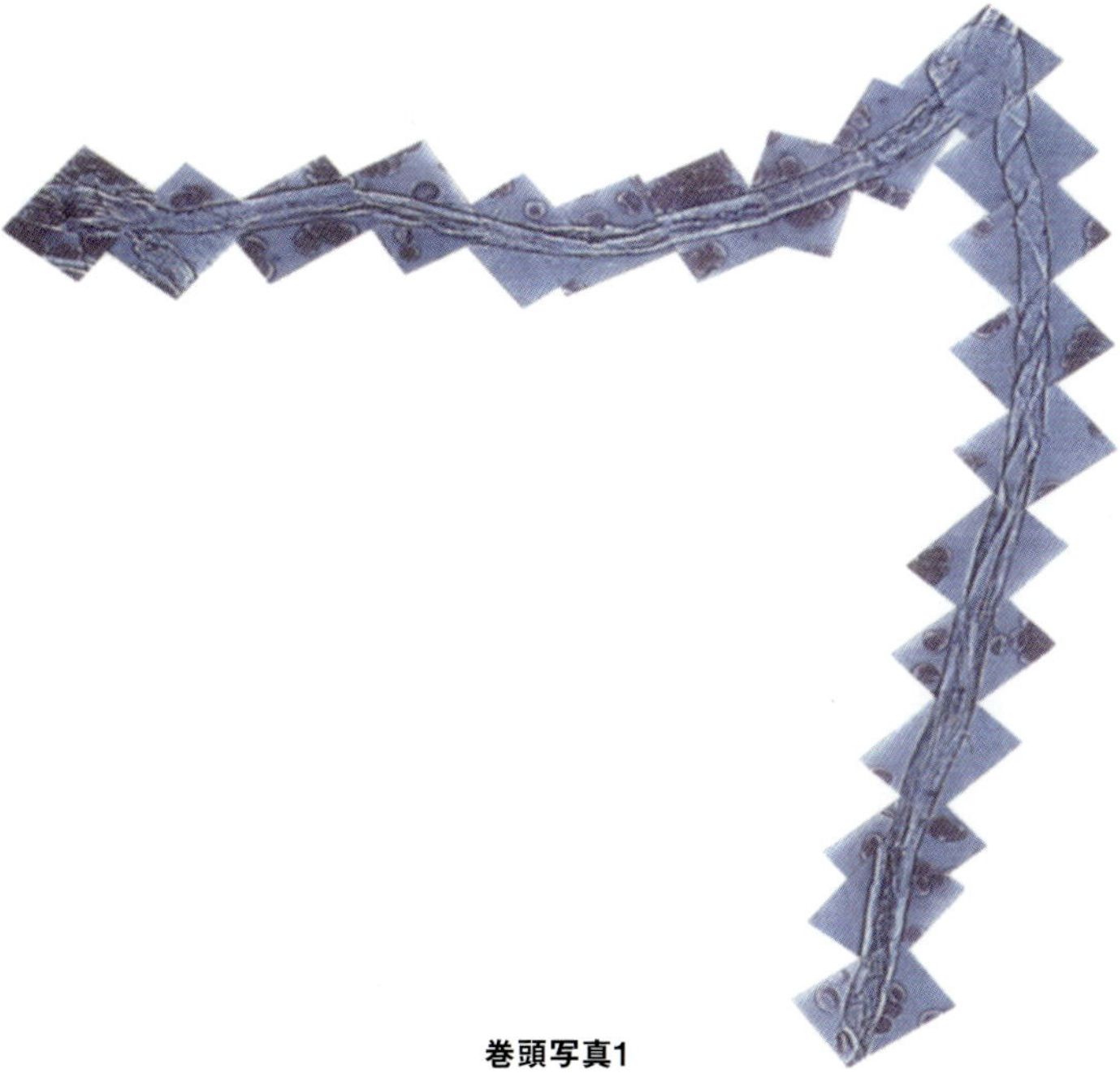

巻頭写真1

森下敬一著『森下自然医学の概要』（2006年、国際自然医学会編）に発表された画期的な映像。

森下博士は、50年以上にわたって、耳朶から採取した血液を5000倍の光学顕微鏡で観察しつづけ、この顕微鏡写真の場合は、全長0.86ミリの、一部螺旋構造が見られる長大な管状構造物を多数記録した。

これが、今まで実在がわからなかった経絡や「氣」の通り道といわれる「ボンハン管」である可能性も高く、オルゴン療法による末梢刺激の効果や「氣」の作用にも、理論的根拠を与えるものと考えられる。

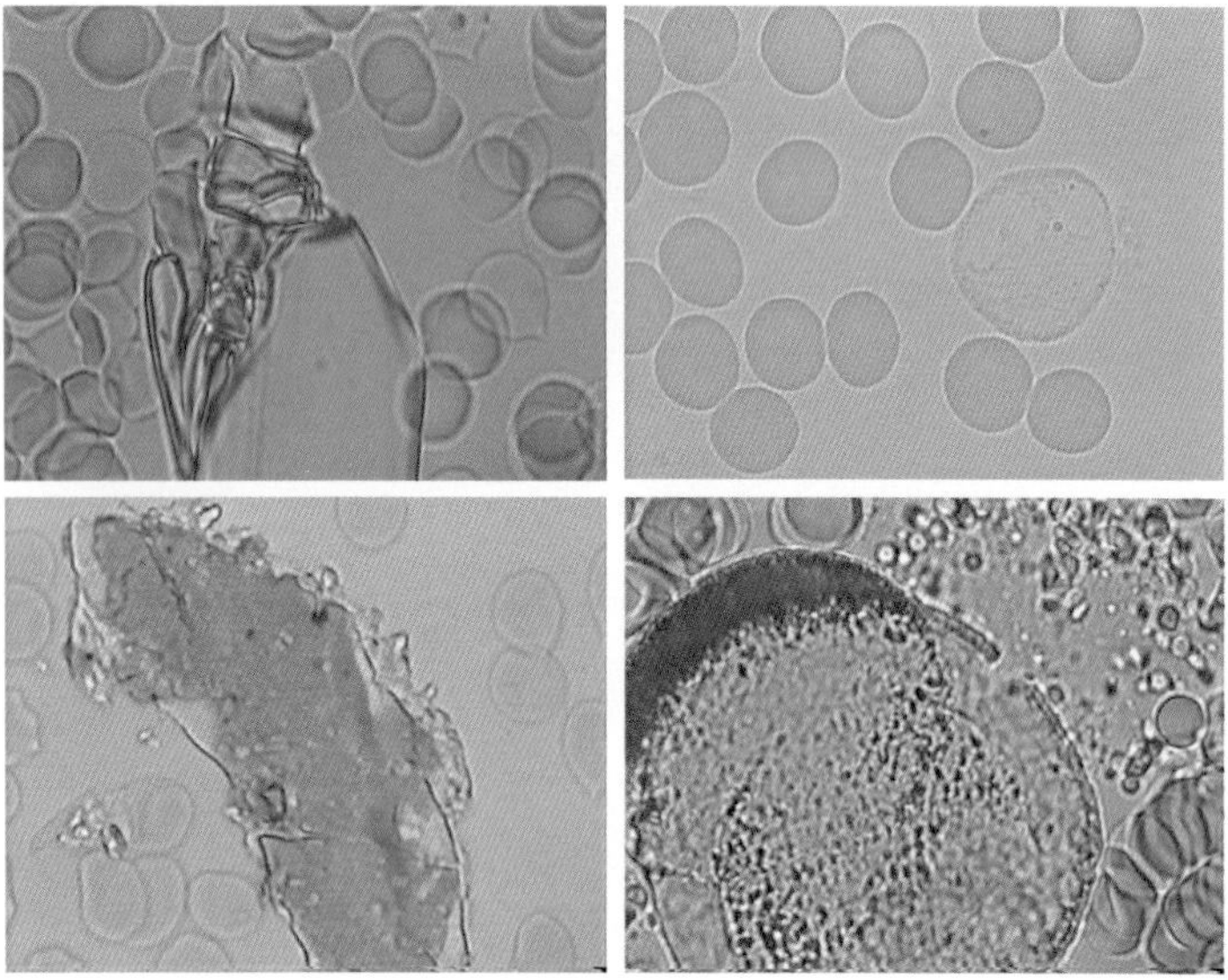

巻頭写真2

右上…赤血球と白血球。通常、赤血球は直径7.5マイクロメートル前後、白血球は赤血球の約3倍ほどの大きさがある。この画像だけでも、毛細血管の口径約5マイクロメートルを通過することはできないとわかるはず。末梢では血管は開放系になっていて、血球は血管の外に出て活動していると考えたほうが自然である。

右下…ヘビースモーカーの血液。タール塊とタール粒が多数集まった巨大異物（垢）。

左上…赤血球の数十倍もある尿酸結晶。これが関節内に溜まって炎症を起こせば、痛風の激痛発作になる。

左下…食品添加物の防腐剤に由来すると考えられる青色結晶。「カップ麺大好き」という人の血液には、この結晶が大量に連なって見られた。

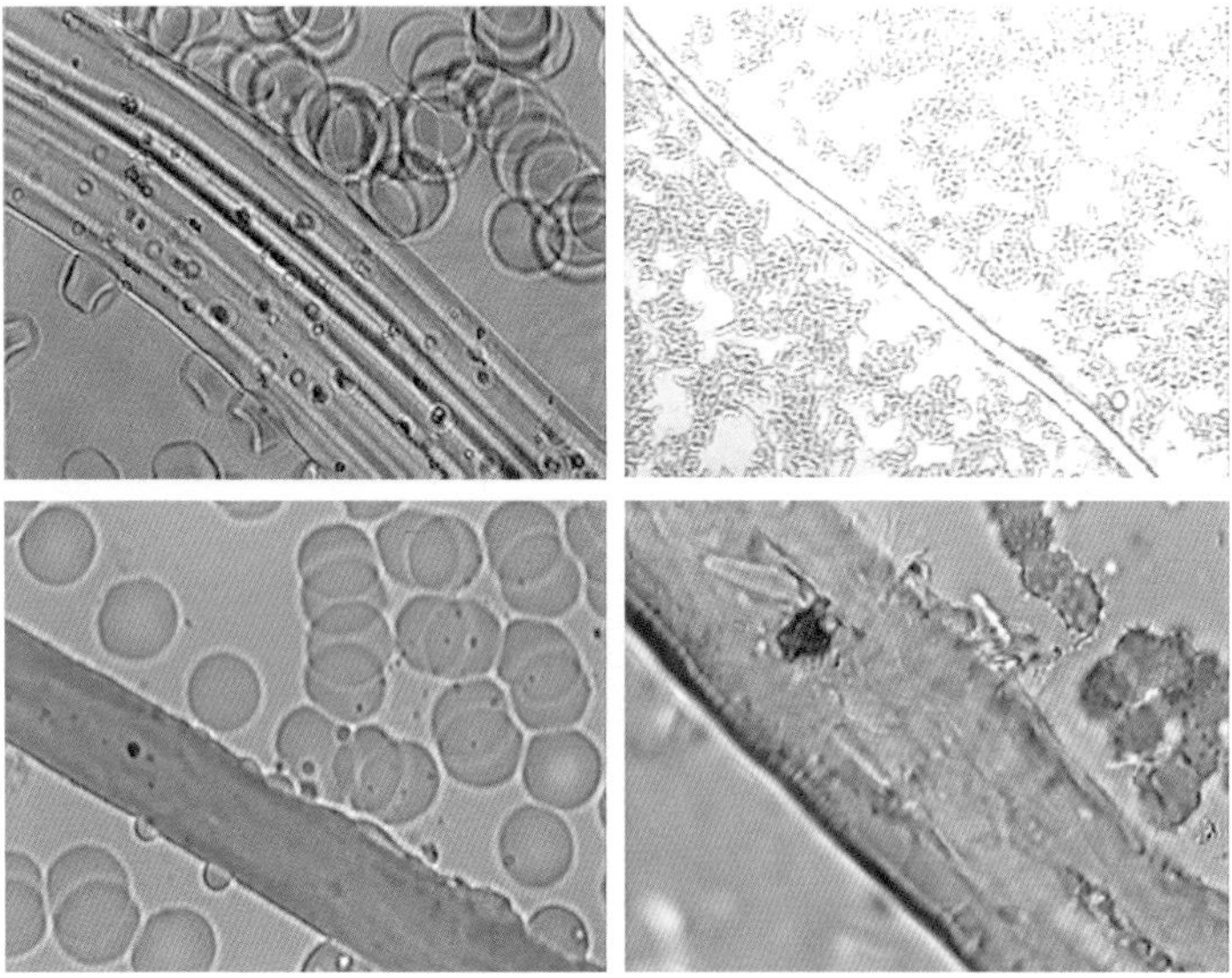

巻頭写真3

経絡・ボンハン管の顕微鏡写真。
経絡・ボンハン管は、糸状でコラーゲンから成る。切断、再生、収縮、溶解と、流動的な組織構造を持っている。

右上…ボンハン管100倍像。
右下、左上、左下…各々1000倍像。

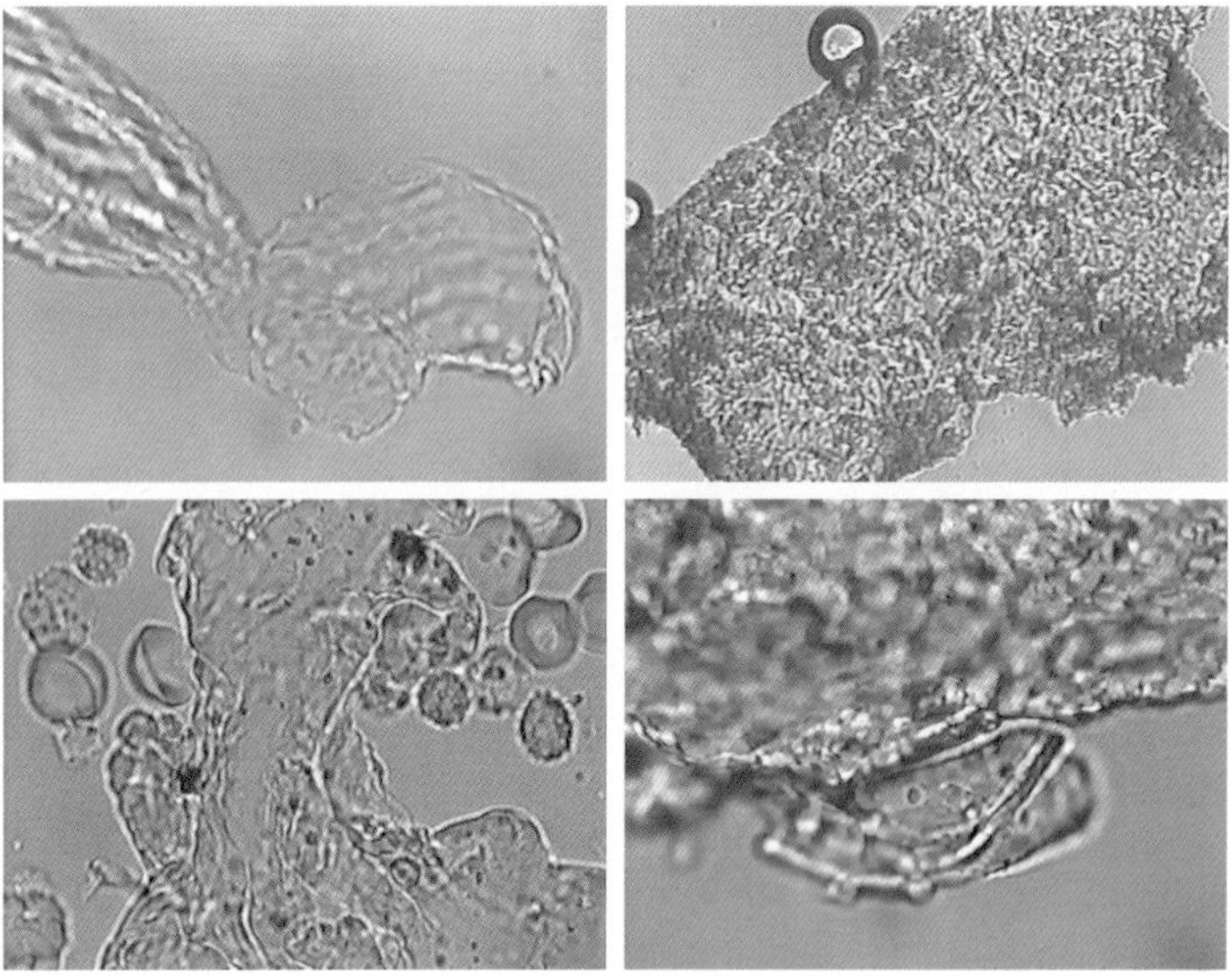

巻頭写真4

右上…オルゴン療法を施療すると、しばしば大量の白粉末が体表から出てくる。これはその100倍像。左上の垢と比べると明らかに違う。

右下…同1000倍像。LBA（生血液細胞・栄養分析法）でよく見られる大小さまざまな尿酸結晶をかき集め、圧縮した巨大タンパク質塊と判明した。通常の垢や剝げた角質には、尿酸結晶は存在しない。尿酸とは文字どおり、本来、尿中に結晶として排出されるべき老廃物である。

左上…足底の通常垢。皮膚組織を覆う角質の剝がれ落ちたもので、比較的単純な構造をしている。

左下…著者（越野）の血液中に存在した菌糸葉状体。ソマチッド理論のガストン・ネサンによれば、過去の大病で免疫機能が変動したとき現れる「病気の証人」という。著者は薬害で死に瀕した病歴がある。

医者が「奇跡だ」と叫んだ!

最後の療法

～20年2万人の記録が語る
「オルゴン療法」の実績～

越野 稔　オルゴン物理療法開発者
小松健治　元胸部外科医、あうん健康庵庵主･総合医

序──「オルゴン療法」奇跡的効果の秘密

哲科学・技術研究／TAKAO代表　高尾征治

オルゴン療法には二つの側面がある。ひとつはリングの素材に触媒活性の高い金属を使用している。もうひとつは施療者が患者さんの身体のツボや経絡を、悲鳴を上げるほど強くもみほぐす。従来科学は、酵素触媒作用のエネルギー的本質を不問に付してきたが、高尾の量子水学説によれば、それは触媒金属のナノ結晶構造に波動共鳴してその中心のゼロ点から渦巻いて湧く情報量子エネルギー（光子、正・反ニュートリノ、電子、陽電子）であることが突き止められている。

また、そのオルゴンリングを使って患者さんの身体を強く刺激すると神経や筋肉に圧縮・膨張の力学的運動がかかるが、この相反する力がせめぎ合う場所がゼロ点となり、同じ情報量子エネルギーが内部から渦巻いて湧く。すなわち、内と外のダブル効果で宇宙の真善美を体現した情報量子エネルギー（＝気＝オルゴンエネルギー）が湧き、それが身体のすべての不調和をバランスのよい状態に整えてくれる。ここにオルゴン療法が疾病治癒に奇跡的効果を発揮する秘密がある。

〔工学博士（九州大学）、名誉哲学博士（イオンド大学）〕

本書を推薦する

循環農法「なずなグループ」代表　赤峰勝人

小松先生・越野先生の前著『オルゴン療法に目覚めた医師たち』に出会ったのは、二〇一〇年十月、千島学説研究会大阪大会に参加させていただいた際のことです。小松先生からいただいてすぐ読んだのですが、最初は本当なのか？　と思いました。

でも小松先生が絶賛するのだからと思い、半信半疑で治療用リングと腰用リングを取り寄せ、さっそく腰につけると、一週間ほどで腰痛が消え、一カ月くらいすると、メタボ系のお腹が十五センチほど引き締まりました。

そんなとき、ぎっくり腰になった人がなんとかならないかと泣きついてきたので、足の長さを揃えたあとオルゴンリングで痛む足をさすってあげると、痛みが消え、来るときは人の肩を借りていたのに笑顔で帰っていきました。この姿を見て、ある確信を得ました。今はご縁のあるいろんな方にオルゴン療法をお教えしています。

今回の新著『最後の療法』の内容は、ますます充実しており、オルゴンを理解し、多くの病で苦しむ方たちが救われることを確信し、推薦いたします。

最後の療法――目次

1

この事実を医療界はどう見る

20年間、2万人に及ぶオルゴン経験者のその後

2

医師たちも無視できなくなった

事実を知った医師たちの勇気ある発言

4 オルゴン療法の医学的解明への試み

ここまでわかってきた理論的根拠――小松 健治

5 症例別・2万人の体験者から100例

20年間のデータ、施療記録・FAX・メール・電話録音より

白斑症／膠原病／膠原病／アトピー性皮膚炎／薬疹／薬害／薬害・医療ミス／花粉症による鼻炎／胃がん／肝臓がん／肝臓がん／末期がん／悪性リンパ腫／前立腺がん／膀胱がん／腎臓結石／便秘／尿が出ない／イボ痔／食中毒／不眠症／子宮脱／子宮頸がん予防ワクチン後遺症／子宮筋腫／生理痛と出血異常／頭痛／腰痛／腰痛／腰痛／腰痛／ぎっくり腰／腰痛・膝痛／膝痛／膝痛／頸椎損傷／C型肝炎／C型肝炎／突発性肝臓の痛み／肝臓が悪い／ひどい疲れ／胆嚢炎／低温火傷／指の怪我／指が曲がらない／虫刺され／切り傷／転倒の打ち身／屋根から転落／骨折（手の親指）／打ち身による痛み／ムチ打ち症／手首の腫れ／リウマ

6 オルゴンリングの種類と使用方法
自分でも家族でもできる方法を紹介

装丁 土岐浩一
DTP 美創
協力 アイ・ティー・コム

プロローグ

やっとたどり着いた「最後の療法」

前著『オルゴン療法に目覚めた医師たち』が与えた衝撃

一昨年（二〇一〇年）十一月に出版した書籍『オルゴン療法に目覚めた医師たち』（太陽出版発売）は、私が今まで世に問うてきた九冊目の本であったが、その反響は九冊の中で群を抜いていた。

やはり、世の中一般の医療に対する考え方は、依然として西洋医学一辺倒であり、「代替医療」という名を与えられた療法は、その名からもわかるように、あくまでも主流・西洋医学の代替となるかならぬか、という危うげな位置しか与えられていない。

私はこの「オルゴン療法」を開発してすでに二十年、この療法の体験者の数は二万人にのぼる。そしてこの副作用も薬害も一切なく、大した医療費もかからない療法で、多くの人が苦しみから解放されていくのを見て、不遜な言い方かもしれないが、この療法に信念ともいえる自信を持つようになった。

それは、絶望していた本人やその家族のためだけでなく、医療全般にわたる薬害からの解放、ひいては膨大な医療費や保険の問題で将来に不安を抱える日本の国のためにも、大きな貢献をできるのではないか、という願いにもつながっている。

しかし、残念でたまらないのは、私のような一介の療法開発者だけでなく、もっと医学的知見や技術、そして研究のための組織や予算を持つ機関が、なぜまじめにこれらの歴然たる「事実」を取り上げ、公平な目で検証してくれないのかということである。

もし真剣に取り上げてもらえるなら、どんなデータが必要なのか、どんな調査が必要なのか、過去のものも含めていくらでも協力する用意はある。そうした検証に十分耐えられる実績であると自負しているからである。

また、そうして公に認められることが、この療法の体験者・支持者への責任でもあると思っている。すでに私は、私なりの方法でさまざまなメディアを通じ、この療法の実績を報告してきた。しかし、依然として多くの人の関心は、医師たちがこの療法に対してどんな見解を持っているかにある。

とくに初めてこの療法に接した人は、報告されている数々の治癒例に驚きながらも、これほどの実績があるなら、なぜ医師が認めないかという疑問を抱く。

彼らの多くは、病院で「打つ手なし。余命何カ月」などと見放されたり、何十年もいくつもの病院を転々としながら、なおも苦しみから救われなかったりして、本来なら西洋医学への不信感を強く抱いていてもおかしくない人々である。その彼らにして、最初にもらすのがやはり「医師は認めていないのか」なのである。

溺れる者がわらにもすがるような気持ちで、最後の望みを賭けてこの療法にたどり着いたのに、まだ西洋医学の医師たちの見解を気にしているのである。

そうした状況の中で、「医師たちがオルゴン療法に目覚めた」という内容の本が出たのである。その衝撃は、私の予想をはるかに超えていた。

すでにお読みいただいた方々はご存じのように、この本には、過去十八年の間に、いかに多くの西洋医学を修めた医師たちが、自分自身や家族の病気でこの療法を頼ってきたか、そしてこの療法に救われたかという克明な記録が収められている。

つまり、自らが長い年月と多大な費用をかけて修めてきた西洋医学で、自分や自分の家族を救えないと知ったとき、たとえ一時的にせよ西洋医学信仰も面子も捨てて、この療法にすがってきた医師は、百人をくだらないのである。

中には、自分や家族の治療はもちろん、医療の現場での可能性を求めて、ご自身の患者さんを対象にこの療法を試みた医師もいる。

そうした自分や患者の詳細な記録を送ってくれた医師や、わざわざオルゴン療法を取り入れた臨床研究を行い、学会発表までされた医師もいる。この学会発表は私も拝聴し、ビデオ収録もしてある。

さらには、全国的組織を持つ病院で、有能な外科医として責任ある地位にいた医師が、西洋医学の限界に直面して転身を図った。その経緯の中で、この療法を知り、新たな臨床活動に取り入れると同時に、その効果の科学的解明に取り組んでいる例もある。

もちろんこの本には、医師たち以外の体験者たちの数え切れない事例の中からの貴重な証言もある。しかし、やはり題名どおり「オルゴン療法に目覚めた医師たち」の、医師ならではの重い証言が、質量とも従来にない目覚ましい反響を呼んでいる理由であろう。

医師たちからの問い合わせも続出

こうした内容を含んだこの本は、当然ながら、さらに多くの医師たちの注目を浴びた。発行以来、日を経ずして医師たちからの問い合わせが入りはじめ、その数はすぐに二十名を超えた。医師と名乗っての問い合わせだけでこれだけあるのだから、名乗らないケースも加えれば、この何倍にもなると思われる。

ただ、その医師たちの内訳を専門別に見ると、重篤な医療には比較的関係なさそうな歯科医が一番多く、次いで皮膚科、精神科、神経内科、そして内科医の順であった。そのほとんどは、オルゴン療法で効果が出た場合は報告しますと言ってくれた。

前著でもくり返し指摘したことだが、電話やFAX、あるいはEメールでのやり取りの中で、かなり積極的にこの療法を試してみたいとおっしゃる医師には、その結果をご報告いただき、ぜひ機会を見て広くご紹介したい旨をお話しした。しかし、今までは残念ながらそれには簡単に同意されないケースが多かった。

それが現在の日本の代替医療に対する大方の評価であり、医師たちにも現在の自分の立場を守らなければならない事情がある。

それはまだ仕方がないことと思いつつも、中には実名までは明かせないが、ケースとして紹介してくれてもいいという医師もいる。今回、問い合わせなど接触のあった医師の中からも、そうした了解を得られた何人かを紹介しておきたい。

まず、横浜市のある歯科医師は電話でこう話していた。

自分は少年時代から現代医学にも限界があることを感じていたので、代替医療にも関心を持ち続けていた。歯科に関しても本来なら医師にかからなくても済むように、普段からできる療法があればいい。その意味で、自分でできるオルゴン療法のようなものをもっと研究すべきなので、自分は積極的に試みてみたいとおっしゃった。

それどころか、医師自身が指にしているオルゴンリングを患者が見て、「それは何ですか」と聞かれたので、概略を説明したところ、患者もリングをするようになった。その結果、不思議なことに、リングをした患者は病気によらず、症状が改善していくのに驚いたと話してくれた医師もいる。

また神奈川県のある皮膚科医師は、医師仲間でオルゴン療法のことが話題になり、この医師仲間たちとオルゴンリングを使った医療を試みてみたいと考えているという。

さらに、石川県小松市のある精神科医師は、八十歳の母親に薬を処方しても、チアノーゼによる痛みが取れなかった。そこでこの本で知ったオルゴン療法を試みたいと、リングの注文をされた。私は、この医師の母親の症状が猶予ならないと思い、治療法の参考に、過去の施療指導のＤＶＤを送って差し上げた。

これらの医師は、いずれも言外に薬物療法による医療の害を匂わせ、病院にいること、そこでの医療に携わることは、そのまま患者さんだけでなく、自分自身もその害に侵される危険性が高いことに気づいているようだった。

ある眼科医師は、薬害の怖さは承知のうえでこの世界に入ったが、オルゴン療法を試したところ、まったく薬害とは無縁の世界で、これだけの成果を挙げられることに驚いた。そして、これからは自然療法の時代だから、オルゴン療法についても、もっと詳しく研究したいと連絡をくれた。

横浜市の歯科医師のように、少年時代の純粋で素朴な感受性からは、人間は自然界でつくられた生き物であって、化学物質でつくられたものではないのに、なぜ病気を化学物質で治そうとするのだろうという疑問が生じて当然である。

現に医療活動の中心ともいうべき病院で働いていて、かえって病気になる人があとを絶たない。

前著に関心を寄せてくれた医療関係者という意味では、今述べてきたような医師のほかに、看護師から薬剤師、管理栄養士、事務員までの病院勤務の人々が、医師の何倍もいる。

彼らは、病院勤務で体を壊すこともあった。このことは、もちろんつとに指摘されている勤務のハードさもさることながら、薬物である化学薬品や、放射線を発する検査機器につねに近いところにいることと無関係ではないと思う。

あの忌まわしい狂信集団の殺人に使われたサリンも、ベトナム戦争でベトちゃん・ドクちゃんの悲劇を生んだ枯れ葉剤も、化学物質の研究からできた。病院で使われている化学物質と紙一重の産物なのである。

当然、心ある医療関係者はこうした薬物中心の医療の問題に気づき、何とかしなくてはと考えているに違いないのである。

オルゴン療法を取り入れた医療をめざす外科医

中でも特記すべきは、今年に入ってから、一人の、これまた国立系大学病院の消化器外科に勤務していた若い医師が、オルゴン療法に「目覚め」てくれたことである。

この医師は、まだ三十代の半ばで、すでに千例もの手術をこなし、優れた外科医として将来を嘱望されていた。しかし、その医療活動と自分や家族の健康問題のジレンマに疑問を抱き、悩んだ末、大学病院の職を辞した。そして、前著の共著者である小松健治医師を通じて私のところに来られた。

ご家族ともども何日も滞在されて、オルゴン療法の施療指導を見学し、自分でも体験した結果、この療法に医師として強い関心を抱かれた。その経緯と、その後の展開は、改めて彼自身の体験手記として別掲させていただく。

同じ外科医でありながら、オルゴン療法に関心を抱くようになった点では、小松医師と共通するところがある。小松医師は前著の中で、大病院の胸部外科部長の職を捨て、現代医学ではできない医療をめざした経緯を語っている。

本書でもさらにその経緯については、補足をかねて詳しく書いていただいた。いずれにしても、この二人に共通するのは、よくぞ勇気ある決断をされたということである。

先ほども触れたように、今の日本の医療界において、西洋医学の権威はほぼ絶対である。その権威に守られた医師がほとんどである中で、権威ある大病院や既存の医療現場から離れることは、自分の前途に大きな不安を抱えることになる。

しかし、こうした勇気ある転身を経ることによって、組織の中のしがらみや圧力に左右されないで、自分の信じることを行い、語りたいことを語ることができるようになる。このような医師は、日本の医療界にとって、じつは「救世主」のような存在のはずなのである。

権威に対する面子や縄張りといった不純な要素で、本当にいい医療がつぶされたり、患者から遠ざけられたりしていいはずがない。代替医療であろうが伝統医療であろうが、そして西洋医学であろうが東洋医学であろうが、いいものはいいし、悪いものは悪い。誰の顔色もうかがわないで、正しいことを正しいと言える公平な立場の医師が必要なのである。

何も神がかりの迷信のような医療を認めろとは言っていない。

オルゴン療法のように、事実が厳然としてそこにあるものを、そして薬物療法のように副作用どころかもっとひどい薬害が出るということはけっしてない安全な療法を、公平に科学者の目で見てくれればいいのである。

私もひどい「薬害」の被害者だった

そもそも私がこのオルゴン療法の開発を思い立ったのも、深刻な薬害による健康被害がきっかけだった。

私の本職は、日本伝統の打刃物《うちはもの》の職人だった。四百年まえ、当時の土佐藩主・長宗我部元親が佐渡から熟練した刃物職人を連れてきて以来、連綿と続く、日本三大刃物産地の一つである土佐の名匠・山崎兼利氏に弟子入りして研鑽を積んだ。

そして、日本一の刃物問屋である東京・日本橋の「木屋」に製品を納入できるほどの腕前になった。愛媛に戻って独立し、今の場所に仕事場を構えた。

このまま行けば、私は多分刃物職人として一家を成していたと思う。今でもおそらく「木屋」さんで「越野」と言えば、古い店員さんならわかってくれるはずである。

それほど打ち込んでいた刃物の仕事だったが、あるとき仕事に夢中になりすぎたのか、蕁麻疹のような奇病に取り付かれた。全身がむずがゆくて仕事にならないので、入院して二十日間も湿布や内服薬、注射など、さまざまな治療を試みた。

ところが症状は改善されるどころか、かゆみがだんだん痛みに変わり、手足の節々に耐えがたい痛みが走った。廊下のちょっとした段差に触れただけで、七転八倒するような痛みだった。しかも、医者は痛み止めの薬はもう限界で、ただ耐えるしかないという。

これは医者がもうなすすべはなく、投げ出したに等しい。そこで私は、どうせ耐えるしかないなら、薬をまったくやめて、痛みに正面から向き合おうと思った。薬は飲んだふりをして全部捨てた。するとどうだろう、次第に痛みが軽くなり、一週間後には退院できた。医者は、薬がやっと効いたと思ったかもしれない。

しかし、これはまだ戦いの前半であった。しばらく刃物作りに打ち込んでいると、また痛みがぶり返してきた。今度こそちゃんと治さなければと思い、別の病院に行ったところ、即座にリウマチだと診断された。そして、通院のたびに何度も、ぞっとするような太い注射を背骨にされ、飲み薬も毎日欠かさずに飲むように言われた。

そんな状態で、一進一退のまま二カ月ほど経ったある日、私は腹部に何か腫れぼったさを感じた。見てみると、なんとまるで妊婦のように腹が膨れているではないか。慌てて医者に連絡すると、薬の副作用かもしれないから、すぐその薬はやめろと言う。

もう医者を信じられなくなった私だが、もっと確かなことが知りたいと、その薬を持って、さらに大きな病院のリウマチ科に行ってみた。するとさらに驚いたことに、検査の結果、これはリウマチではないと言うのである。

しかも今まで飲んでいた薬は、最近、危険性が指摘され命にもかかわる恐れがあるという。そしてこれからは、飲み続けた薬の「薬害」との戦いだと言われた。

事実、しばらくして、その薬による死亡者が四人も出て、当時の厚生省（現在の厚生労働省）がその薬を販売中止にしたという報道が新聞やテレビで流れ、私は肝を冷やした。

こうして最初は蕁麻疹程度と思っていた私の体は、その後始まった痛みに対しても、結局はいったん薬をやめたことで小康を得た。

しかし、さらなる誤診による投薬によって、もっと苦しい「薬害」に苦しむ体になってしまった。腹部の膨らみが引き、手足の痛みが消えた後も、動悸や息切れ、めまいなどの症状に苦しみ続けた。

何とか薬に頼らない療法をと思いはじめたのも、こうした薬害の経験からだった。

一生の仕事と思っていた刃物職人をやめてまで、なぜオルゴン療法の開発に向かったかといえば、こうした自分の体験から、現代の医療に対する放置できない疑問を感じたからである。

薬害、抗がん剤への疑問など不安がいっぱいの医療界

さすがに厚生労働省なども、この「薬害」については無視できなくなり、最近ではたとえば平成二十二年（二〇一〇）、中学生への教育資料として『薬害って何だろう？』などという冊子を発行している。発行元は厚生労働省の「医薬品副作用被害対策室」である。

それだけ「薬害」が多くなり、「薬は毒物」だと言わざるをえなくなったということだろう。

インターネットでも閲覧できるこの資料では、「かぜ薬を飲んだら眠くなった」という程度の「副作用」と、「薬害」は、次元が違うものと位置付けている。そして、以下のように戦後の目立った薬害の歴史をたどっている。

・ジフテリア予防接種による健康被害――昭和二十三年～昭和二十四年、被害者九百二十四人（死亡八十三人）
・キノホルム製剤によるスモンの発生――昭和二十八年頃～昭和四十五年頃、被害者一万人以上
・サリドマイドによる胎児の障害――昭和三十三年頃～昭和三十七年頃、被害者約千人
・クロロキンによる網膜症――昭和三十四年頃～昭和五十年頃
・解熱剤による四頭筋短縮症――昭和四十八年頃、被害者約一万人
・血液製剤によるＨＩＶ（ヒト免疫不全ウイルス）感染――～昭和六十三年頃、被害者千四百人以上
・ＭＭＲワクチン接種による無菌性髄膜炎――平成元年～平成五年、被害者約千八百人
・ヒト乾燥硬膜の使用によるプリオン感染症（クロイツフェルト・ヤコブ病）――～平成九

年頃、被害者百四十一人
・陣痛促進剤による被害
・血液製剤によるC型肝炎ウイルス感染、被害者約一万人

私の経験した誤診による薬害は、時代から言って、この中のクロロキンに当たるのではないかと考えている。この薬は、もともとはマラリア治療薬だったというが、関節リウマチにも効くとされた時代があって、薬害の被害が広がったらしい。ただ、私の場合はここに記されたような網膜症は出なかった。

このように事件になり、歴史に残ることになった薬害は、じつはほんの氷山の一角にすぎないだろう。おそらく無数の隠された薬害が、現代医療の中では進んでいると言わざるをえない。その最たるものが「抗がん剤」である。

平成二十二年度の厚生労働省人口動態統計（平成二十三年六月公表）によれば、日本人の全死亡者百十九万七千人のうち、合わせて全体の五五％以上を占める三大死因の中で、悪性新生物（がん）が三十五万三千人で二九・五％、心疾患が十八万九千人で一五・八％、脳血管疾患が十二万三千人で一〇・三％と、やはりトップのがんが他を圧して、全死因の三割近くを占めている。

それだけに、がんを治す薬に対する願いは強く、その開発は人類に残された最大の課題

の一つとも考えられている。

もちろんこれだけ要求の強い薬だから、もし決定的な効果が証明されたがんの薬ができれば、人類にとって何よりの福音である一方、その開発に成功した製薬会社は莫大な利益を得る。そのため、がんの薬の開発は、人類の夢であると同時に、ビジネスとしても熾烈な競争の中で行われてきた。

その結果、今、病院で使われている数々の抗がん剤が登場することになった。

しかし、鳴り物入りで喧伝された抗がん剤が、じつは健全な人間の細胞までも破壊するなど、危険性の高いものであることがわかりはじめて、事態は一変する。

とくにアメリカにおいては、ニクソン大統領時代に「がん征服戦争」指令が出て、抗がん剤の開発が急速に進んだが、一九八五年、日本の国立がんセンター（現在の国立がん研究センター）に当たるNCI（アメリカ国立がん研究所）のビンセント・デビタ所長が、上院議会で、

「がん細胞には、自分の遺伝子を操作して、抗がん剤が効かない細胞に変えてしまうADG（アンチ・ドラッグ・ジーン　反抗がん剤遺伝子）というものがあり、抗がん剤ではがんは治せないことが理論的に明らかになった」

と証言した。それればかりか、一九八八年、同じNCIの公式レポートで、

"Anti-cancer drugs increase risk of death."（抗がん剤は死の危険性を増す）

と書かれ、「抗がん剤はがんを治せないだけではなく、かえってがんを何倍にも増やす増がん剤である」と断じられてしまった。

さらに一九九〇年、アメリカの政府調査機関OTA（アメリカ議会技術評価局）が、抗がん剤の有効性を否定する実験結果が出たことを踏まえて、むしろ「非通常療法（代替医療）のほうが末期がん患者を救っている」とのレポートを発表し、議会に対して代替医療への調査、助成を勧告したという。

そしてなんとこの年から、それまで増える一方だったアメリカ国内のがん患者とがん死亡率が、減りはじめたというのである。

こうした経緯を受け、一九九二年には、NIH（アメリカ国立衛生研究所）に「代替医療事務局」ができ、翌年の報告では、アメリカ国民が代替医療にかけた医療費が、西洋医学にかけたそれを上回ることになった。

このあたりについては、すでに前著で上野紘郁氏が詳しく書かれているとおりである。

がん医療への疑問を突きつけた立花隆氏とNHK特番

こうした海外の動きに対して、日本の医療界はどう応じたのだろうか。

元産婦人科医で現在、素問八王子クリニック院長の真柄俊一氏は、著書『がんを治す「仕組み」はあなたの体のなかにある』の中で、医師の一人としてこう証言している。すこし長くなるが、医師として重要な指摘だと思うので引用させていただく。

――NCIレポートが発表されたのと同じ一九八八年、確かに日本癌学会は「反抗がん剤遺伝子（ADG）の問題」として、デビタ所長証言を取り上げています。当然、従来の抗がん剤治療に対する反省や、今後に向けての新しい指針が示されるのが自然の成り行きと思いますが、その学会以降、逆にこの問題がまったく取り上げられることなく、黙殺されてしまうという不思議な現象が起きました。私はここで、「隠蔽工作」という「薬害エイズ」事件に似た何らかの〝犯罪行為〟が行われたのではないかと推測しています。そうでないとすれば、この事実をどのように説明することができるのでしょうか。

国民にきちんとした説明がなされていれば、欧米のように多くの国民が抗がん剤から逃げ出すことが可能だったのです。そうして「ADG問題」などなかったように二〇年近い歳月が流れ、結果として、がん死亡率が上昇し続ける日本、低下していくアメリカという明確な違いが生まれてきたのだと思われます。――

もちろんその後、抗がん剤にも改良が加えられ、単純に毒によって細胞を殺す「殺細胞薬」だけでなく、がん特有の情報伝達を分子レベルで断つ（シグナルパスウェーをふさぐ）ことによってがんを撲滅しようという「分子標的薬」もできてきた。

しかし、それら最新のがん医学を徹底的に取材して、再放送をくり返すなど大反響を呼んだテレビ番組、NHKスペシャル『立花隆　思索ドキュメント　がん　生と死の謎に挑む』（二〇〇九年十一月二十三日放送）や、その番組と連動して書かれた同名の書籍を見ると、この新薬も期待外れだったようだ。立花氏はこう解説している。

――分子標的薬というのは、シグナルパスウェーを選択的にふさいでしまおうという発想の薬です。それは一時的にはよく効くのですが、番組でも解説しているように効くのは一定期間だけです。

しばらく経つと（だいたい二ヵ月程度）、がんのほうが、ふさがれたパスウェーの迂回路を作ってしまうので、効かなくなるのです。そこでまた別の分子標的薬を求めてさまよいますが、それもそんなに効果がないので、いずれ「もう使う薬は何もありません」ということになるわけです。――

また立花氏は、自分自身ががんになり、朝日新聞が主催するシンポジウムで患者の立場からの演者として参加したとき、控え室でそうそうたるがん臨床医たちが本音で話していた様子を伝えている。

昼休みだったか、話題が抗がん剤をめぐるものになると、口々にみんな具体的な抗がん剤の名を出して、いかにそれらが効かないかを競争のように話しはじめたという。そして大御所の先生が議論をまとめるように、「結局、抗がん剤で治るがんなどない」という意味の発言をすると、みんなそのとおりという表情でうなずいていたという。

立花氏は、それでは『患者よ、がんと闘うな』で近藤誠氏が言っていたことが正しいということになるのではないかと発言した。するとその大御所の先生は、あっさり、「そうですよ。そんなことみんな知っていますよ」と言ったというのである。

そのほかにも、このテレビ番組と本（番組DVD付き）は、現在のがん医療の最先端とその問題点を、自分自身ががん患者であった立花氏自身の鋭い問題意識によって鮮明に示してくれていて、多くを教えられた。

その中で、立花氏が示されているがんという病気の本質の理解にかかわる部分には、私の到達したオルゴン療法による効果の解釈や理解に非常に近いものがあって、驚かされると同時に心強く思った。

「夢の新薬」が一転、七百人以上の薬害死で訴訟へ

今出てきた「分子標的薬」に関しては、NHKの番組をさかのぼること七年前から、新聞にしばしば「イレッサ」という商品名の新薬が登場して、その解説で知った人もいるか

もしれない。

しかし今、「イレッサ」といえば、副作用死で訴訟中の薬である。

この新薬は、一般名は「ゲフィチニブ」といい、イギリスの会社が開発したものだが、日本では二〇〇二年一月二十五日に承認申請が出され、同年七月五日に承認と、わずか五カ月ちょっとの世界に先駆けるスピード審査だった。

そして八月三十日に保険適応となり、全国の医療現場で華々しく発売された。

錠剤タイプの経口薬だったため医師も患者も扱いやすく、一錠の価格は七二一六円と高価だが、保険適用されているので患者の負担は少ない。

正常細胞を傷つけない「夢の新薬」として、あっという間に利用者が殺到した。

マスコミの報道も過熱気味で、まさにがん治療に新しい道が開けたかのようだった。

たとえば、二〇〇二年五月二十五日の毎日新聞は、「肺がん細胞の増殖を阻止　新薬、世界初の承認へ――厚労省」という見出しで、「治療が難しい肺がんの中でも、従来の抗がん剤が効きにくい非小細胞肺がんの患者に効果が認められるという」と報じた。

また、この新薬は、メーカーのホームページによれば、肺がん細胞の増殖を阻止する「分子標的治療剤」であり、通常の抗がん剤は、がん細胞だけでなく正常細胞も傷つけるため、強い副作用に悩まされることが多いが、この新薬は、「がん細胞にだけ働き、副作用が軽いとされる」と書いている。

このころのマスコミ報道は、ほとんど手放しでこの新薬の登場を歓迎していた。

しかし、実際には発売後二カ月も経たないうちに、この薬を飲んだ患者が急性肺障害や間質性肺炎などの副作用で死亡する例が相次ぎ、厚生労働省は同年十二月、異例の専門家会議を設置、この薬の副作用による死亡例の分析を開始した。

マスコミの報道も一転、厳しいものになり、たとえば発売二カ月目の二〇〇二年十月十五日の共同通信は、「肺がん新薬で死者13人」と書き、厚生労働省が発売元に対して「緊急安全性情報」を出し、医療機関に注意を呼び掛けるよう指示したことを報じた。

その後、被害報道は相次ぎ、二〇〇七年六月一日の東京新聞には、イレッサの副作用と疑われる症例が、販売開始から同年三月末までに一七九七件報告され、死亡が七百六人に上ったことが報じられている。

この間、すでに二〇〇四年の時点で、患者遺族らは製薬会社と国を相手取って訴訟を起こしている。今日まで何度かの公判が行われているが、国の賠償責任が認められたとすると、その賠償額は何兆円にもなるといわれている。

賠償額の大きさよりも何よりも、これほどの薬害を今まで何度もくり返している医療界の体質には、空恐ろしいものを感じざるをえない。

「がん検診は受けてはいけない!?」とまで言われはじめた

こうした日本のがん治療の現実の中で、早期発見による手術の効果は強く信じられている。そのために年に一度など、定期的に「がん検診」を受けることが勧められている。年に何度も受けないと不安だという神経質な人もいるようだ。

検診で早期の小さながんが発見され、たとえば患部を含む胃の半分を切除して三年、転移もなく食事の量も徐々に増えて喜んでいる人もいる。あるいは、胃の三分の二を摘出してすでに十年近く過ぎ、手術後から一生懸命食べては吐くという荒療治の末、今は手術まえとほぼ変わらない飲食を楽しめる健康体になった人もいる。

しかし、最近はこの検診による健康効果どころか、そのまったく正反対の健康被害を、医療現場をよく知る医学者や医師たちが訴えるようになってきた。

たとえば、二〇〇八年に出た『がん検診の大罪』（新潮選書）という本は、新潟大学医学部教授で予防医学専門の医学博士、とくに医療に関する統計に詳しい岡田正彦氏が書かれている。

まさに医療の中枢にいる人が、薬の効き目やメタボ健診など、さまざまな医療の裏付けになっている統計には、大変なまやかしがあることを教えてくれている。その中でもっとも驚かされたのが、本の題名にもなっている「がん検診の大罪」である。

岡田教授がまず挙げているのが、三十年にわたって行われていた小児がん（神経芽腫）の集団検診が、最近になってやっと中止されたという事実である。もちろん理由は、その検診の効果がないどころか、害のほうが多いことが判明したからである。

つまり、この検診によって早期発見されたがんもあったが、小児の死亡率は下がらなかった。その理由は、このがんには二種類のタイプがあり、早期発見できる種類のものは、放っておいても自然に治ってしまうタイプ、もう一種類は悪性で治療法がないうえに、早期発見がしにくいタイプだったからである。

自然に治ってしまうがんを見つけるのにエネルギーを使い、しかも見つかったとなると原則として手術が行われ、そのために死亡したり、後遺症が残ったりすることもあった。手術後は抗がん剤も使われて、その副作用で死んだ小児もいたという。

もっと身近な大人のがん検診では、肺がん、胃がん、乳がん、大腸がん、子宮がんの例が挙げられ、いずれも統計学的に厳密な検討で、驚くべき事実を明らかにしている。

たとえば、肺がん検診について、一九九〇年前後に二つの大規模な調査、すなわちフランス人研究者によるチェコでの調査と、アメリカにおける調査が行われた。

その内容と結果は、二つともほぼ同じだった。

年二回の肺がん検診（レントゲン撮影と喀痰検査）を受けたグループと受けないグループを公平に設定し、六年間追跡した結果、なんと、がん検診を定期的に受けたグループのほうが、肺がんによる死亡も、肺がん以外を含めた総死亡も、明らかに多くなっていたというのである。

なんということだろう。肺がんから身を守ろうとして行ったことが、逆に肺がん死を増やしただけでなく、別の死因でもその人の寿命を縮めていたのである。

なぜ、こんなことになったのだろうか。同書によれば、調査に当たった人たちの分析では、次の三つの理由が考えられるという。

第一は、くり返し行われたレントゲン検査によって、新たな肺がんが発生した可能性があること。第二は、放置してもかまわないがんが多かったかもしれないこと。第三は、（第二と関連するが）必要のない手術を受けたことにより、体の抵抗力が低下し、別の病気にかかりやすくなってしまったかもしれないこと。

これでは何のために検診を受けるのかわからない。岡田氏が挙げているほかのがん検診にも同様の問題がつきまとっている。

この肺がん検診の調査については、データが古いという批判もあるが、現在に至るまでこの結果を覆すデータは現れていないと岡田氏は書いている。

さらに最近（二〇一〇年）、『巨大地震が原発を襲う』（地湧社）などの著書でも有名な環境問題評論家の船瀬俊介氏が、この岡田氏へのさらに詳細な取材なども含め、『ガン検診は受けてはいけない!?』（徳間書店）という衝撃的な本を書かれた。

がん検診や人間ドック検診による大量X線被曝で二次がんが増えることや、がん検診の際の「要精密検査」や「告知」の恐怖によるストレスだけでもがんが発生する事実など、わかりやすいストレートな表現で告発されている。

私もこの二冊の本を目にしたとき、まさにこれが我が国の医療の現実であり、早期発見・早期治療のはずが、逆に早期死亡になってしまわないために、できるだけ多くの人がこれらの本を読む必要があると痛感した。

「鳥葬の国」でハゲワシが人肉を食べなくなったのは?

こうして薬害、抗がん剤、検診の大罪などに苦しめられている現代人のことを考えるたび、私はオルゴン療法をもっと多くの人に知ってもらう責任を感じた。

大げさでなく地球上の人間はすべて、自分たちが作りだした不幸で、自分たちが苦しんでいる現実を、もっと真剣に考えねばならないのではないか。

そんなことを考えていたある日、まさに私のこの思いを象徴的に示す事実にぶつかった。このような薬害や汚染、化学物質の毒が、地球規模で人間を含む自然全体を侵しているという事実である。

それは四十年以上もまえのこととかかわる。当時私は、まえに書いたように刃物鍛冶の修業をしていた。鍛冶屋は鉄を自由自在に曲げ、押し打つことによって道具を作ることができる。

真っ赤に焼けた鉄が打たれて形をなしていく、その寸分の油断も許さない人と鉄と熱とのやり取りは、まったく嘘やごまかしの通用しない自然法則の中にあった。

そんな修業に明け暮れる時代に、私はある映画を観た。ネパールの辺境に調査団が入って撮った『秘境ヒマラヤ』という記録映画だった。その記憶は、今もしっかりと頭の中に焼きついている。とくに印象的だったのは、人が死んだときその遺体をハゲワシに食べさせる「鳥葬」という風習だった。

高さ六千メートル級の山々には、火葬にするにも燃料にする木材が乏しい。土葬をしようにも、凍土や岩盤が硬くて埋められず、埋めても気温が低くて、微生物による遺体の分解が進まない。そこで僧侶による宗教儀式が終わったあと、専門の遺体処理人が鳥葬台といわれる場所に遺体を運び、そこで鳥が遺体を食べやすいように解体する。

映画はその場面を克明に描いていてショッキングだった。ハゲワシはきれいに遺体を食べつくし、死者の霊は天に帰るか、風になったと思われるところから、「天葬」とか「風葬」と呼ばれる地方もあるという。草木の少ない、土の硬い寒冷地にとって、これは環境的な面からも合理性のある方法だと思った。

目的は、宗教的なことはともかく、ハゲワシに死者の体をきれいに食べつくしてもらうことである。そのため死体の解体人は、さまざまな工夫をするらしい。食べにくい骨までを全部食べつくしてもらうためには、最初に柔らかい肉で鳥を満腹にさせてしまってはいけない。まず骨を砕いて鳥に与え、その後に内臓や四肢の肉を与える。

このときなるほどと思ったのは、死者の肉体の汚染度をハゲワシは鋭敏に感じ取るらしいということである。もともと、酒やタバコを多量に飲んでいた人間の内臓は、ハゲワシが嫌うので、まだハゲワシが空腹なうちに出すなどの工夫はしていたようである。

ところが、問題はここからである。最近になって、とくべつ大酒飲みでもヘビースモーカーでもない死者が、ハゲワシに嫌われる、つまり食べてもらえない傾向が出てきたというのである。これはなぜだろうか。大自然とともに暮らし、せいぜい酒やタバコくらいしか汚染源はなかったはずの高地に、何が起こったのだろう。

おそらく、この僻地にも病気治療のための医薬品は入り込んでいるだろう。はっきりした薬害で死んだ人でなくても、その肉体は薬で侵されている。長患いをして、ずっと薬漬けになっていた病人はもちろんのこと、一見健康で長生きをした人まで、食品添加物や電磁波、農薬、建材などによる汚染を免れないだろう。

ネパールやチベットのような、俗世の塵も通ってはこないはずの「鳥葬の国」で、鳥が人間の肉を食べてくれない。これは驚愕の事実である。そこまで現代文明は、人間の体を毒化し、蝕んでしまっているのか。

最近、幸運なことにこの古い映画のビデオ版を入手できた。観直してみると、撮影された一九五八年（昭和三十三）のころは、まだ「鳥葬」は健在だった。爾来半世紀、文明社会からはもっとも遠いヒマラヤの高地に至るまで、地球規模で、人間の体はハゲワシに嫌われるほど毒化してしまったということだろうか。

原発事故など地球規模で広がる「毒」の世界

前著『オルゴン療法に目覚めた医師たち』は、この地球規模の「毒化」ということに関して、もう一つ衝撃的とも言える大きな問題提起をしている。

それは、あの忘れもしない二〇一一年三月十一日、東日本大震災によって引き起こされた福島第一原子力発電所の重大事故にかかわる問題である。

私自身、よもやこの本の内容が今回の原発事故を予言するような結果になろうとは、思いもよらなかった。

前著をお読みになった方なら、すぐピンとこられたに違いない。小松健治医師がお書きになった第4章冒頭、益田市の比礼振山《ひれふり》にある「地球安全祈願塔」に記された蔵王権現仙人の百年前の予言「地球の終焉」のことである。

これを読んだ小松先生は、一瞬、背筋が寒くなる思いをされたという。その予言は、あまりにも今日の人類の、地球規模の危機を言い当てているような内容だったからである。まだお読みになっていない人のために、もう一度ご紹介しよう。

予言がなされたのが明治四十三年三月十八日、内容は次のとおりである。

――今から百年すぎたころから遂次地球上に大異変が起こり、大地震大津波天候不順が続き害虫が多発し、人類が滅亡する時期が必ず来る。この時期に人類滅亡を防ぐには只一つ、それは天の神に全世界の人が人種の別なく、思想の別なく、宗教の別なく、男も女も老いも若きも一致団結して地球の安全を祈願すれば、不思議や神通力により地球の安全を保つことができる。

文明は月日に進歩するが、一方では地球上を破壊し人体を毒化しつつあるから、常に体力を練磨し、気力を養成し、粗食粗住に馴れ、身体に抵抗力をつけ、強く生き抜くことのできるよう心掛けること。

仙人は地球上の安全を祈願するためこの権現山で昇天す。――

明治四十三年といえば、西暦一九一〇年である。その百年後が二〇一〇年だから、二〇一一年はこの予言の言う「百年すぎたころ」に当たる。

そして小松先生は、こう書いておられる。

――私はほぼ二十年まえにこの予言を見て、「大地震大津波天候不順」といった自然災害もさることながら、「文明は月日に進歩するが、一方では地球上を破壊し人体を毒化しつつある」という「人災」の恐ろしさに、身が打ち震える思いがした。

とくに「人体の毒化」というのは、まさに医学の問題である。文明や科学の進歩に名を借りた人間のおごりが、人智を超えた存在である生命、人体の深部にまで立ち入り、医薬や手術、放射線、電磁波といったもので「毒化」しているのではないか。——

私は仙人の予言以上に、この小松先生の慧眼に驚きを禁じえない。この原稿を書かれたのは、あの原発事故のわずか数カ月まえである。これが偶然の一致だろうか。

ということは、こうした事故は氷山の一角であり、すでに全世界的に地球規模で「人体の毒化」が進んでいるということであろう。

そしてそれに立ち向かうには、今まで「人体の毒化」に手を貸してきた既存の「文明」ではダメなことは目に見えている。

仙人の予言では、この危機を乗り越えるには、一つには、「全世界の人が人種の別なく、思想の別なく、宗教の別なく、男も女も老いも若きも一致団結して地球の安全を祈願」することだという。

しかし、その祈願を実らせるには、「人体の毒化」を防がなくてはならない。そのためには、「常に体力を練磨し、気力を養成し、粗食粗住に馴れ、身体に抵抗力をつけ、強く生き抜くこと」だという。

この実現のために何ができるか。オルゴン療法は、まさにその答えの一つになりうると私は信じ、小松先生もそれに賛同してくれている。

何をやってもダメだった過敏体質の子が、やっとたどり着いた「最後の療法」

ただ、この「人体の毒化」という問題は、なかなか一筋縄では解決できない。

もともと現代文明が生み出したものだけに、現代の医学ではどうしようもない部分があるようだ。原因不明の奇病とか難病といわれるもののほとんどは、これに該当するのではないだろうか。何軒も医院や病院を変えても体調不良が解消せず、オルゴン療法を頼ってくるケースが多いのである。

その典型的な例が、福岡県のごく普通のご夫婦の間に生まれた子どもたちだった。前著で、ゆうに一冊の本になるほどの病気との闘いの記録を、九ページに要約して紹介した。

この家庭の長男と長女は、幼稚園のころから化学物質に過敏に反応するようになり、体調不良を訴えて医者にかかろうとしても、薬の臭いだけで体調が悪くなる。そのため病気を治してくれるはずの医者が、かえって病気の元になるような矛盾に直面した。

このジレンマの中で、両親と二人の子どもがどれほど苦しんだか、そしてやっとオルゴン療法に出会って、どれだけ安堵したか、ここでその経緯を簡単にたどりながら、問題点を浮き彫りにしておきたい。

この二人の子は、幼少のころから小児ぜんそくやアトピー性皮膚炎に悩まされていたが、それ以上に深刻な化学物資に過敏に反応する体質になった一つのきっかけは、歯科治療だった。

まず長女が幼稚園の年長のとき、歯科治療を全身麻酔下で受けた。アトピー性皮膚炎などのアレルギー性疾患があるため、安全性を求めての全身麻酔だったが、その翌日から、長女は化学物質に敏感になってしまった。それまでごく普通に食べることができていた食品を前にすると、「気持ち悪い」と言い、食べることができなくなった。

病院で調べてもらった結果、食品添加物や農薬などの汚染度が強いものに反応していることがわかった。それに追い打ちをかけたのが、隣家の使った農薬だった。

二階で寝ていた長女は、「気分が悪い」と言って下りてきて、吐き気や頭痛を訴えた。その後、三カ月近くも体調が戻らず、寝たきりの状態が続いた。この農薬散布によって、長男にも同じ症状が現れた。

二人には小児ぜんそくがあったため、症状が出るたびに病院に行っていた。これが逆に自然治癒力を弱めていた可能性もあるかもしれない。

シックハウス症候群のことは以前から知っていたので、換気をしようと窓を開けっぱなしにしていることが多かった。そのため殺虫剤などを、気づかないうちに吸い込んでいたかもしれないという。

子どもたちの身体は、化学物質の入っている製品は受け付けない。スーパーマーケットや図書館にも入れない。ワックス臭や消毒臭のある病院の入り口には近づくこともできないでいた。

とくに長女は、近くで農薬散布があると体の力が抜けてしまい、虚脱症状に陥っていた。歩いている最中でも、一瞬で手足の力が抜け、体がくにゃっとなって、しゃがみこんでしまうのだ。

母親は、食事の改善をはじめ、ありとあらゆるものを試してみた。ホメオパシー、外気功、サプリメント、仙骨療法、その他、数え切れないほどの代替療法……。

しかし、反応する物質は増えていくばかりで、途方に暮れていた。

そんな折、義母の友人が、オルゴンリングを勧めてくれた。その人はだいぶまえに、原因不明の病気で苦しんでいたお孫さんにオルゴン治療を受けさせたという。それが、たった一回の施療で治ってしまったというのだ。

原因不明の病気という共通点に、かすかな希望を持った両親は、一縷《いちる》の望みを託してオルゴン療法に取り組んでみることにした。

子どもたちは今まで健康食品や健康器具といったものにも過敏で、使えないことが多かった。しかし、今度ばかりは子どもたちが、届いたオルゴンリングを見たりさわったりしながら、「温かい感じがする」「癒される感じ」などと言っていた。

二人には金属アレルギーもあったため、金属でできているリングを手にする姿を見て、母親としては少々心配だったが、子どもたちが自分から、「やってみる」と言ったので、オルゴンリングを使ってみることにした。

使いはじめると、子どもたちは二人とも確実によくなっていった。ときに息子の眉毛が抜けたり、二人とも蕁麻疹が出たり、体調不良で学校にも行けない日が何日も続いたりしたが、今にして思えば、すべてよくなるための好転反応だったのだろうと言う。

オルゴンリングは排毒力が強いようで、今でも農薬散布に遭遇した日にオルゴンでこするとお風呂が真っ黄色になるなど、さまざまな反応やできごとが続いている。

そのおかげで、現在、長女は力が抜けてしゃがみこむこともなく、平衡感覚が戻り、自転車にもすいすい乗れるようになった。できなかった片足立ちもできるようになり、小児ぜんそくの発作も出なくなっている。

息子はいろいろな症状が現れても、程度が軽くなり、また、治りが早くなった。以前は、鼻詰まりやいびきがひどかったが、それらもなくなった。字がうまく書けずにいびつになっていた時期があったが、今ではそれも解消している。

また二人とも花粉症がなくなったという。これは大きな変化だ。
母親は、最後にこう述懐している。

――私たちは、気功や代替療法など、数え切れないほどの療法を試し、そのつど著名な先生方のお世話になってきた。しかし、いまだにオルゴン以上のものに出会えていない。言い換えれば、私たちはオルゴンがないと生活できないということ。これからも頑張ってオルゴン療法を続けていきたいと思う。

そして最後に思うことは、こうして過敏症になったということは、この子たちに課せられた使命なのではないかということだ。

世界中の人々が、化学物質をたれ流しで使っていったら、この地球はどうなるのだろうか。今こそ、自然を大切にし、共生できる道を模索すべきときなのだと、この子たちが教えてくれているのだと思いはじめたのである。

子どもたちの苦しみを見るのは耐え難いが、それでもなおこの鋭敏な感性を失いたくはないと思う。それは子どもたちとて同感である。この子たちの感性は間違っていない。むしろいろいろなものを感じ取る能力を素晴らしいとさえ思う。

私たち家族にとって、オルゴンと出会えたことは、救いであった。今、この子たちのように、病院に行くこともできず、治療するすべもなく、苦しんでいる人たちがいるのは確かである。この方たちが、オルゴンに出会えることを切に願う。

子どもたちには、精一杯生き抜いてほしい。カナリアのような感性……それさえも大切にして。オルゴンとともに。――

このような貴重な感性を持った子どもたちを守るためにも、そして世の中の難病といわれるあらゆる疾病に対して、オルゴン療法がやっとたどり着いた「最後の療法」になってほしい。これ以上、辛い副作用に苦しみながら、次々と新たな療法を求めてさまよい歩くことをしなくて済むようになってほしい。

それが、この療法の開発に命をかけた私の願いである。

この母親が、ごく最近送ってくれたFAXの一部をご紹介して、この章の締めくくりにしたい。

――ご指導のおかげで症状を取るためのオルゴン療法は、ほぼ自分たちでできるようになりました。お風呂のお湯も、ほとんど濁らなくなってきました。

現代において、化学物質や電磁波のない空間はありえません。しかしながら、うまくコントロールしながら暮らすことは可能だと思っています。これからも、諦めずに、オルゴンとともに成長していけたらと思っています。――

1

この事実を医療界はどう見る

20年間、2万人に及ぶオルゴン経験者のその後

「オルゴン療法のおかげ」で難病を克服した証言者たち

足かけ二十年、二万人に及ぶオルゴン療法体験者の中から今回、どんな基準で紹介する症例を選んだかを、まずお話ししておきたい。

まず、今までの本で紹介されなかった新しい情報として、最近もっとも目覚ましい結果を示した典型的な例をいくつか、これはかなり詳しい体験ドキュメントとして紹介したい。いずれも、オルゴン療法にたどり着くまでの苦闘の日々に、かなり比重が置かれている。長くなるが、ここにこそ現代医療の問題点が潜んでいると思い、あえて削らずに掲載した。

それと今回改めて考えたのは、この本で十冊目になる出版の一つの区切りとして、二十年の間に接した症例の総決算をしてみたいということだった。

その目的で、過去、難病からの回復ぶりがもっとも印象に残り、今もその健康をオルゴン療法で保って、元気で人生を楽しんでいらっしゃる人たちを、今回改めてたずねて回ることにした。久しぶりにお会いするその人たちの中には、手を握り、涙を流して「おかげで元気にしています」と言い、「命の恩人です」とまで言ってくれる人もいた。

そしてこの人たちの健康を再確認するとともに、難病を克服した当時のことを改めて語ってもらった。と同時に、その後どのようにして健康を維持し、どんな生活を送っているかも詳しく聞かせていただいた。

体験ドキュメント 1

脳梗塞・脳出血で失語症・失明・うつ病の夫が、オルゴンリングで奇跡の回復

――島根県　匿名希望

オルゴンに救われた夫

私の夫は、銀行を定年まで勤め上げ、第二の就職先でとても意欲的に仕事をしていました。そんな元気な夫が、突然、二度も脳の血管障害を体験するとは、夫も私も思ってもみないことでした。二〇一〇年、七月と九月のことです。

一度目は脳梗塞で、「あいうえお」しかしゃべることができなくなり、右腕が麻痺しました。二度目は脳出血で、目も見えなくなり、体も動かせなくなり、ほとんど認知症のような状態でした。

なんとか治してあげたいという一心で、病院の医師にもすがり、それがはかばかしい効果を挙げられないものですから、あらゆる民間療法を手当たり次第実践してみましたが、何の回復の兆候も現れませんでした。

ところが、オルゴン療法に出会ってからというもの、みるみる奇跡が起こっていったのです。今では、ときどき言葉がつかえるものの、ごく普通に会話ができるまでになり、食

事でも自分の手で食べ物を口に運ぶことができるようになりました。

病院の医師からは、目は元には戻らないと宣告されていたにもかかわらず、視野の狭さを除いては、視力表の1・2と1・0まで見えるようになるという驚くべき回復をみせたのです。

越野先生からは、いずれ視野のほうも回復するのではと言われています。

最初は腕が上がらないのに加えて、手の指は曲がったまま固まり、箸も持てなかったのですが、越野先生にオルゴン療法の指導をしていただいてからは格段によくなり、今では全部の指を伸ばすことも握ることもできるようになりました。今は、一本一本をそれぞれバラバラに動かせるようにリハビリ中です。

見過ごされた最初の異常

二〇一〇年七月の朝のことでした。夫が「お母さん！　お母さん！　手がおかしい！」と叫ぶ声がします。たしかに、右腕がぶらんとしていて、ひどく汗をかいていましたが、腕以外に異常なところは見当たらず、話も普通にしていました。

とはいえ、様子がおかしいことは確かなので、自宅の真ん前にある大学病院に電話をしました。しかし、警備の男性に替わって電話に出た女性の看護師は、「寝違えたのではないか。様子を見てください」と言います。

そこで、私は夫にそれを伝え、「マッサージをしてあげる」と言いました。すると、夫は「手がだんだん冷たくなってくる」と言います。マッサージをしても全然改善は見られません。

一時間ほど経ってもまったくよくならないので、また大学病院に電話をすると、今度は男性が出て、同じことを言うのです。二度も、寝違えと言われた私は、それ以上反論することができませんでした。

仕方がないので、夫が会社に寝違えたから休む旨の連絡をして、私たちは病院の開く九時を待ちました。ところが、九時になると、夫は寝てしまったようでした。完全に寝入っているように見えたので、私は慌てて揺り起こそうとしました。

ところが、目がおかしいのです。先ほどまでのように応答がないので、すぐに一一九番に電話をして意識がないことを伝え、救急車を待つのと、私が連れていくのとどちらが早いかを尋ねました。

すると、大学病院に連絡しておいてあげるから、何とか連れていきなさいと言われました。そのほうが早いと言うので、私は必死で無意識状態の夫を引きずっていきました。

病院に着くと、先ほどの女性看護師がいて、すぐに質問が始まり、医師の検査を受けました。そして検査後、医師から聞いた言葉は、あまりにもショッキングなものでした。

「脳血栓でしょうね。発症から三時間以内だったら効果的な薬があったんですけれども、三時間以上経っているので治療は難しいですね」

私は、過ぎたことを言っても仕方がないことはわかっていましたが、これまでの経緯を話さずにはいられませんでした。しかし、医師は淡々と事実を語るだけでした。それから、血栓を溶かす薬を点滴されました。

民間療法も試したが

夫が倒れた当日、神経内科の先生が担当医だったので、神経内科に入院することになりました。その日の夜、点滴を何時間も受けたあと、意識が戻ってきたのですが、「あいうえお」しか言えなくなっていました。

私にできることといえば、民間療法だけでした。ありとあらゆる民間療法を試してみました。豆腐湿布、里芋湿布、枇杷の葉療法、など徹底的に調べて材料を調達し、何かが効くのではないかという一縷の望みをかけていました。

豆腐湿布は、お豆腐の水気を切って、生姜をすり下ろし、それらを小麦粉と混ぜて湿布として貼るというもので、毎日豆腐十二丁を買い込むことが大きな仕事になりました。

里芋湿布は、里芋といっしょにドクダミなどの薬草を細かく刻んで混ぜて湿布を作るのです。私は蛇を恐れながら、長靴を履いて、毎日早朝、山へ行っていました。

これらの民間療法は、高校生のころ、失明寸前の先生が話されたことがきっかけになっていました。そのとき先生に聞いた民間療法の知識を持っていたことが、夫に試してみる動機となりました。

ほかにも、枇杷の葉療法というのがあって、葉を体や頭に貼り付けたり、枇杷の葉を湿布に練り込んだりしました。

また、障害児の通訳の仕事をしている知り合いから、刺激を与えるのがいい、鼻には匂いをかがせる、目にはくっきりとした色鮮やかな物を見せる、耳にはいい音楽を聞かせる、皮膚には乾布摩擦がいい、手にはいろいろな物を握らせる、などのアドバイスを受けてそれを試したこともあります。

しかし、血栓を溶かす薬の入った点滴を打っていて、絶対に安静にして動かしてはいけないと言われていましたし、右手の感覚もまったくありませんでしたので、運動機能などは大丈夫なのか、確かめるすべはありませんでした。

やはり脳梗塞だった

検査の結果、下された診断はやはり脳梗塞でした。

このまま放っておけば必ず再発するので、ステント手術が必要だということでした。

ステントとは、血管、気管、食道、大腸などの管状の臓器を内部から広げる医療機器の名で、簡単に言えば、それを入れて血管を広げる手術です。

しかし夫の場合、検査の結果、普通の人よりも血管がもろくなっていて、すぐにはできないとのこと。もう少し脳の血管の状態がよくなってから行うことになりました。

言葉のほうは、「あいうえお」がやっと言える程度でしたが、私は脳梗塞のリハビリ用の教材をインターネットで探しては夫に試していました。たとえば、平仮名の「あ」を拡大して目の前で見せてみるといった調子です。

そのせいか、ほんの少しではありましたが、「あいうえお」以外の言葉もしゃべることができるようになりました。手術の日を迎えた二カ月後には、言語のほうはかなり回復していました。

といっても、私の場合、夫が言いそうなことはおおよそわかってしまいます。ですから、第三者が聞けば、ウニャウニャ言っているようにしか聞こえなかったかもしれません。私の親が見舞いに来たときも、「何、いっちょるかわからん」と言われました。

こうしてステント手術は無事に成功しました。しかし、夫の血管は普通の人より動脈硬化になりやすく、もろいということがわかりました。また、血圧も普通の人よりも不安定で、高血圧の薬が効きにくいとのことでした。ですから、非常にゆっくりと時間をかけて経過を見守る必要がありました。

リハビリ病院で二度目の発作

手術後はいいリハビリ施設に入りたいという思いがあったので、インターネットで脳梗塞の経験をしたことのある人のブログをよく見ていました。

とくに、九歳のとき脳梗塞で倒れた女の子のお父さんが開設した『脳梗塞 片麻痺 小児子供のリハビリ★愛ちゃん日記』は穴の開くほど見ていました。この愛ちゃんのことはNHKでも放送されたので、私もさっそくNHK放送局に連絡をして、出雲市に近い病院を尋ねました。

そこで紹介されたのが、「Iリハビリ」でした。「Iリハビリ」は、このあたりでは一軒しかないいリハビリ病院ですから、いつも満員状態でした。

そのような難関を突破して大学病院から「Iリハビリ」に行けると聞き、胸をなでおろしたのですが、信じられないことに、大学病院の夫の担当ソーシャルワーカーが主治医に許可なく勝手に退院の日と、リハビリ病院への入院の日を決めてしまっていたのです。

血圧が安定してからと考えていた主治医は当然のことながら激怒しました。しかし、ソーシャルワーカーにしてみれば、機を逸してはならないと思ったのかもしれません。

結局、よくよくリハビリ病院に頼んでおきますからということになりました。私としても、夫の血圧が定まらないのはもとより、ポータブルトイレを使うのさえやっとの状況で、相当な不安はありましたが、立派なリハビリ病院だし、これからきちんとやってもらえたらいいと、自分の気持ちを落ち着かせていました。

「Iリハビリ」で私がただ一つ看護師にお願いしたことは、まだ歩行が困難なので、配慮してほしいということでした。ところが、あろうことか、私の目の前で、自由に歩いてよろしいという指示を出したのでした。

最初は私も慌てましたが、こんなに評判の高い病院なら、きっと何か考えがあってのことだろうし、悪いことをするはずがないと思い直したのです。

さて、九月二十一日にリハビリ病院に入院してから三日後の二十四日のことでした。午後三時まえだったと思いますが、リハビリ病院から電話があり、「来てください。説明したいことがあります」と言うのです。

私はびっくりして駆けつけました。すると、医師がCTスキャンを見せてくれて、前回の脳梗塞を起こした場所の内側に脳出血したけれど、こういうことはよくあるので心配は要りませんと言うのです。

ところが、本人の様子を見ますと、目が見えない、呂律は回らない。これは尋常ではないということは一目瞭然でした。私は驚いて「先生、すぐに救急車を呼んでください」と言うと、「病院同士で救急車は使えないものです」と言うのです。

あとで消防署に行き確認したら、それは嘘だということがわかりましたが、そのときは私も、そう言われればそうかなと、思ってしまったのでした。

それでも、「脳出血イコールすぐ救急車じゃないですか。すぐ呼んでください」と、私は何度も声を荒らげて医師に頼みましたが、まったく応じてくれませんでした。事務員も、介護タクシーを呼んでくださいと言うばかりです。

それで、私はすぐに介護タクシーを呼びました。

そのうちに、また夫の容態が急変して、異常な吐き方をしはじめました。まるで噴水のように吐くのです。横向きに寝ていて、ビューッとすごい勢いで壁に向かって吐くのです。

そのとき、意識が薄れる直前でしたが、夫は「早く救急車を呼んでくれ！　ぼくの人生がダメになる！」「ぼくの人生がダメになる！　救急車を呼んでくれ！」と、連呼するのです。私は生きた心地がしませんでした。

大学病院には私のほうが先に着いてしまい、私はいらだつ思いで夫の到着を待ちました。ようやく到着してからは、連絡の不行き届きを、両方の病院の医者同士が押し問答するシーンを見せられましたし、私は、怒りと不安でおかしくなりそうでした。

夫の容態はまた悪くなり、吐きはじめています。言い合いどころではなくなって、すぐに応急処置が始まりました。

ついに医者に見放された

嘔吐止めの処置をして、CTスキャンを撮った結果、今度の主治医になった脳外科医から、「何が起きても不思議はない状態です。今回は目の神経が死んでしまっているので、残念ながら治る見込みはありません」と画像を見ながら言われました。言語も不自由、認知症の初期症状まで出てきているそうで、そのときのショックは忘れられません。

しかし、私のショックよりももっと心配だったのは、夫が受けるであろう衝撃でした。私の脳裏には、意識がなくなる直前に夫が叫んだ「ぼくの人生がダメになる！」という言葉が焼きついていたのです。そこで、夫のカウンセリングをお願いしました。

すると、先生は勘違いをして「この病院に、奥さんにカウンセリングをしてくれるところはないか」と他の医療スタッフに声をかけました。私は、「違いますよ、先生！　私じゃない、夫にですよ」というような、今から思い返せば笑い話のようなこともありました。

モニターが取り付けられた個室で、初めて夫の意識が戻ったとき、夫はなぜか、先生が何を聞いても、認知症のように「さかな」としか答えませんでした。動物か人間かと聞かれても「さかな」、私の顔を見せて誰かと聞かれても「さかな」という具合でした。今でもその意味は不明のままです。

「何かあったらボタンを押すのですよ」と看護師さんに言われましたが、夫にはボタンが見えないので、私は、折りたたみ式簡易ベッドを借りて、そばに寝ることにしました。しかし、夜眠れず、私もだんだんと疲れていきました。

私が必死の思いで実行しようとした豆腐療法をめぐって、主治医と大喧嘩になるなど、私の頭もおかしくなりそうでした。主治医も、夫の容態に神経を尖らせていたのでしょう。あとで、私に謝っておいてくださいと兄に言ったそうです。

そんな中でのわずかな救いは、ある看護師が言ってくれた言葉でした。院内の上の方たちがやっぱり退院が早すぎたと非常に嘆いていたということや、先生方もたいへん心配しているという話に慰められる思いがしたのです。

そして、血圧が安定していないことへの懸念を申し送ったはずなのに、それが守られていなかったことをとても残念がってくれました。

オルゴンリングとの出会い

私はなんとか夫が回復する手立てはないものかと、インターネットで検索して、手当たり次第に直接電話をかけたりしていました。

けれどもオルゴンリングにたどり着くまでは、もう少し時間がかかりました。

何がいいかわかりませんので、よくなるものなら何でもいいと思っていました。しかし、こちらの必死さが、相手にそのまま伝わることはありませんでした。

鍼灸院に電話をして目が見えないと言えば、「私も見えませんよ」と言われましたし、脳梗塞を治しますという触れ込みなのに、電話をすればにべもなく断られました。

また、日ごろ優しく見えた著名人も、電話をすれば、「ああ、それくらいの状態だったらもう施設に入れたほうがいいですよ。施設に入れてね、週に一回か二回、会いに行けばいいですよ。そうしないと、あなたが苦しむだけですよ」と言うのです。

インターネットでオルゴン療法にたどり着いたのは、そんなときでした。電話をすると、最初は事務員さんが出て、状況を説明すると越野先生に替わってくださいました。

今思えば、越野先生には今までの人にはない「本気度」というものを感じたのです。「本気度」という言葉は、後に読んだ『オルゴン療法に目覚めた医師たち』という本でオルゴン研究をされている小松先生が書かれていた言葉ですが、その「本気度」が越野先生からビンビンに伝わってきて、この方は本物だと思ったのです。

越野先生からは、「じつは島根県に、もと大きな病院で外科医師をされていた先生がオルゴン療法をやっておられます」と小松先生を紹介されました。

あとで越野先生から聞いた話ですが、「奥さんは慎重な方だから、お医者さんの名前を出さないと安心されないと思った」と言うのです。

人を見抜く力を持っておられる方だなあと感心しました。そしてリングを注文すると、越野先生は、リングを浸して作るオルゴン水という水まで送ってくださったのです。そのうえ、驚いたことに電話までかけてきてくださいました。

こうして私と夫のオルゴン体験が始まったのです。このあとは、毎日のように越野先生にメールを差し上げ、経過を報告しました。残っているメールを抜粋して経緯をたどってみます。

◆**10月23日**　今朝リングのセットが到着しました。病院に持っていってスプレーで夫の顔にオルゴン水をかけてあげると、その直後、信じられないことに昨日まで言えなかった言葉が「あいうえお」とか「1、2、3、4……」とか出て、顔を赤くして大喜びしていました。目にもスプレーすると、子ども向け絵本が見えるといいます。白地に黒の単純な絵柄だからでしょうか。リングに付いてきたイラストを見ながら手足の先をこすってみましたが、何の変化もなく痛がりもしませんでした。

◆**10月24日**　2日目ですので、今度は足の付け根などほかの部分をリングでマッサージしました。1カ月近く点滴で生きてきたので、別人のように痩せこけて可哀想で、やさしいこすり方になってしまいます。でも気持ちがよいと言いたいようです。絵本の平仮名はまったく読めないようですが、私が面白いことを言うと、にこりと笑い顔をするようになりました。

◆**10月26日**　25日にはますますよくしゃべるようになって、意味はわかりにくいのですが大きな声でしゃべるようになりました。私の母が見舞うと、母の傘を見てじっと考え「カサ」と言い、かばんを見て「バッグ」と言ったので母は驚いていました。オルゴン水は100ccも一気に飲めるのに、食事の汁物は少しずつしか飲めません。

26日に施療方法のＤＶＤが届いたので、そのとおりに手足とも爪の横を押すととても痛がります。やっと痛がってくれてほっとしました。痛いけれど終わると気持ちがよいと言っています。

◆10月28日　ベッドの左側から下りて右側に回って上がるというわずかな時間の歩行訓練をしました。視力については、30センチくらいの距離までの真ん前のものは見えるようです。オルゴン療法の話を聞いた夫は、リハビリのない日に来られることがあれば、先生の手で施療してほしいと願っています。

意識がはっきりしはじめて体力はついてきましたが、目に変化はないと感じているようです。私がリングでこするのは、とても気持ちがよいと言います。夕方病室を去ろうとしたら、初めて「感謝します」と言いました。

◆11月15日　12日に、麻痺しているほうの手に腕輪をはめたら、今まで特定の角度に曲げるととても痛がっていたのですが、それが和らいだそうです。目はますます見えるようになり、老眼鏡をかけると、新聞くらいの大きさの字もわかるようです。私の顔のしみの心配もしてくれるので苦笑しているところです。詰め所のソファまで歩いて行けるようにもなりました。ただ、今のところ、鼻用リングも耳用リングも、気に入ってつけていますが反応はありません。

◆11月19日　移る予定のリハビリ病院から入院拒否されましたが、オルゴン療法があるので心配していません。話は変わりますが、若いときにひき逃げされ、歩行困難になった父が旅行すると言うので、腰用のリングを貸しました。すると調子がいいので、自分もほしいと言い出しました。

◆12月1日　今、リハビリのレベルは低いけれど、看護の手厚い病院に入院しています。夫には視野狭窄のある左目に指輪を載せて寝てもらいます。麻痺した右手の硬直している部分を毎日こすっていたら、腕の動く範囲が広くなってきました。

◆12月23日　使用開始から2カ月が過ぎました。オルゴンというよいものを開発してくださってありがとうございます。すこしずつですが、麻痺した指の浮腫が改善してきました。

◆1月27日　足の指の刺激を以前より痛がるようになりました。本人には、脳の状態がより快方に向かっている証拠だと言いました。

◆2月4日　夫に施療用リングをはめてあげ、そのままにして帰った日は、ぐっすり眠れたそうです。痛みで目が覚めることがなかったので、とても喜んでいました。もう一つ驚いたことは、麻痺した右手の親指を、人差し指と中指にくっつけることができるようになったことです。薬指も、以前より近づけることができます。

◆3月5日　夫は熱心にリングで、痛む右の上腕部をこすったりたたいたりしています。そのせいか、痛みがすこしずつ和らぎ、ばんざいの格好ができるようになりました。リハビリの担当者もびっくりしています。

◆5月13日　3月末に退院して、自宅療養をしています。5月1日、小松先生のところへ伺いました。それ以来、オルゴン生活が日課になり、麻痺した右腕の筋肉も急に柔らかくなりました。ただ、本人の努力とリハビリの結果と言われることが多く、代替医療の証明の難しさも実感しています。

◆5月25日　(23、24日に松山を訪問して)本やインターネットの記事で読んでいても、実際に見ると不思議でした。とくに、頸椎麻痺で体がひねれなかった男性が、その場でバットの素振りをビューンとできるようになり、私も夫もびっくりしました。松山から帰って今朝起きるとき、いつもよりずっとスムーズに立つことができて、本人もびっくり。何度もくり返して感動していました。すごくやる気が出たと言っています。

◆5月31日　松山から帰宅して1週間。あれから麻痺側の手を使うようになり、腕の動きもよくなり、指もあれ？　と言うほどの動きをしています。本人も嬉しくてたまらないようです。

◆6月26日　リハビリの指導員にボール投げの練習がしたいと言い、こんなによくなっているとは、と驚かれました。83歳の母が自転車で転んで91歳の父が介護していましたが、その父が疲れて歩けないようになったので、私がリングで毎日1時間程度こすったら、5日目にはもう母の頼みごとがスムーズにできるようになりました。

◆10月11日　脳梗塞、脳出血の発症から1年が過ぎました。5月に訪問させていただいてから、足の麻痺が軽くなり、立ち上がることが本当に楽になって、それが継続しています。言語面では、少し長い文章も言えるようになっています。

オルゴンリングを使うと、より少ない労力で筋肉をゆるめることができると言っています。医師の診断書にも、肩の可動域が向上したと記されています。9月20日に小松先生の治療を受けて以来、指の動きができるようになり、ものをつかむことが便利になりたいへん喜んでいます。

最近は、オルゴン療法も、私がただひたすら一生懸命やっているという感じではなくて、私もやりたいことをやりながら、オルゴンも取り入れて楽しんでいるという感じです。実家の親や、自分や、夫にしたりといろいろです。

この一年、我ながらよくやってきたと思います。メールには書きませんでしたが、教えられたとおりに手足の末梢刺激をやっているとき、最初は白い粉が夫の体から出てきて、私が着ていた黒っぽいコーデュロイの服が、白い粉だらけになったことは今でも忘れられません。

一進一退はありましたが、オルゴン以外の民間療法はすべてやめて、オルゴンだけに賭けることにしたことが、いい結果を生んだと思っているところです。

一カ月に一回、今でも大学病院に薬をもらいに行くのですが、手術をしてくださった主治医の先生にばったりお会いしたとき、夫を見てたいへん驚かれました。目も、表情も違うと言うのです。確かに目は澄んできました。

じつは、何十年も前のことですが、私自身もお産のあと、掌蹠膿疱症《しょうせきのうほうしょう》による多発性関節炎という非常に珍しい病気にかかったことがあります。進行は止まりましたが、関節炎を起こす病気ですから、今でも再発しはしないかという心配も多少あります。

でも今ではオルゴンリングがあれば心強く、何より、何がなんでも夫の病気を回復させたいという願いがオルゴンによって叶えられたことは最高の喜びです。

私の九十一歳になる父親と八十三歳になる母親も、理屈はわからなくても、オルゴンリングの使い方を覚えて体温が上昇し、より健康になってきました。オルゴンのおかげで親孝行までできたことを本当に嬉しく思っています。

体験ドキュメント 2

「抗がん剤を使わなければ半年の命」の悪性リンパ腫が、縮小してすでに二年

——熊本県　緒方尚子

診断は悪性リンパ腫

五年前の六月、四十四歳のとき、40度近い高熱が続き、全身にむくみが生じました。下腹は妊娠したのかと間違えられるような状態で、足は靴も履けないくらい腫れ上がりました。

病院での診断は、悪性リンパ腫でした。そこですぐに抗がん剤治療を始めることになり、六回の投与を受けました。最初の一週間は入院、経過がよかったので、あとは通院での治療でした。

経過を見ている期間に、まだ1センチ足らず残っているからという理由で、医師から骨髄幹細胞移植を勧められました。しかし、とてもそれに耐える体力がなかったので、それを断り、もう少し様子を見ましょうということになりました。

じつは、仲のよかった友人が同じ病気にかかり、骨髄幹細胞移植を受けた直後に亡くなったという辛い体験がありました。そのことから、同じ治療をしたら、私も同じ結果になるのではないかという恐怖があったのです。

これは、自分で治すしかないと思って、しばらく病院へ行くのもやめていました。それでも検査だけは受けておいたほうがいいかなと思いなおして、再び病院へ行ったのは、二年前の十月です。

CT検査を受けたら、大分大きくなっているから、抗がん剤治療を受けなければ、半年の命だと宣告されました。腸閉塞になりかけているから、もしそうなったら、半年どころか一カ月もつかどうかと言うのです。

ここで抗がん剤治療を受けない人は皆無であり、受けないのであればホスピスに行ってくださいとまで言われてしまいました。しかし、友人の例もあり、再び同じ治療を受けることに抵抗がありました。

そこで、自分で治す決意をして、肉食を避け、玄米食に切り替えるなど食事の内容を変えたり、あるいは、ストレスを溜め込まない努力をしたりなど、原因と思われるものを取り除いていきました。

また、腸閉塞には体を温めることが一番と聞いていましたので、温熱療法とか枇杷灸などなど、その類の療法もいろいろと試していました。

抗がん剤治療を受けずに治す方法はないものかと試行錯誤をしながら、いいと思われるものは何でもやってみようと思っていました。もちろん、迷いはありました。しかし、「悪性リンパ腫には抗がん剤はよく効くけれど、一時的に小さくするだけ、転移も速い」「健全な細胞も侵す」「抗がん剤は増がん剤」「免疫力を上げるしか方法はない」と自分に言い聞かせては迷いを取り払っていました。

当時の私は、貧血気味で疲れやすくはあっても、毎日の散歩は欠かさずしていましたし、山登りもしていました。ですから、腸閉塞になると言われても、それがどんなふうに出てくるのかは想像もできませんでした。

とはいえ、腫瘍そのものが小さくなるということはなく、お腹には、鏡餅状態になっているものをはじめとして、胸のあたりまで、いくつか硬い塊が点在していました。

びっくりしたオルゴン療法の即効性

オルゴン療法を知ったのは、こうした努力をしている期間のことです。『「ガン呪縛《じゅばく》」を解く』という本を書かれた稲田芳弘さんが熊本に講演にいらしたときに名刺をいただいて、お会いして相談した折に教えていただきました。

初め小松先生にご連絡して、越野先生を紹介していただきましたが、松山は遠くて行けないので、福岡でオルゴン療法をしている方のところをお訪ねしました。思い切って松山まで行ったのは、その後のことで、去年の五月です。一度は越野先生にお会いしたほうがいいと言われたからです。

二日間にわたってお腹と足の付け根を同時に刺激され、それはものすごく痛い療法でしたが、一日目の施療で患部が柔らかくなり、お腹が平らになったように感じられたことに、本当にびっくりしました。

二日目には、さらに小さくなっていて、ごろっとした感じがすっかりなくなり、鏡餅が一段取れて、なめらかになっているような感じでした。

家に戻ってからも、教えられたように続けています。痛みを和らげるコツは、半身浴をしながらやることです。体を温めながらやるので、一層効果があるようです。本来、リンパはマッサージはしてはいけないとされているようですが、オルゴン療法を受けてから、その説に疑問が生じているところです。

半年の命と言われてから二年、私は今も命を保っています。血液検査をすると、腫瘍は大きくなったり小さくなったりと横ばい状態です。

しかし、抗がん剤治療のころに比べれば、はるかに快調であることは間違いのない事実です。なぜならば、食べられるし、動けるし、どこへでも行けるしと、抗がん剤治療のときにはできないでいたことを全部やることができているからです。

なお、以前の病院から、今は免疫療法や漢方を中心とした医療を行っている病院に変えたことを付記しておきたいと思います。

体験ドキュメント 3

「がんもどき」の手術を直前に回避し、オルゴン療法を始めてよかった！

——神奈川県　女性50代

がんでもないのに「手術」と言われ……

二年ほど前に健康診断を受けまして、肺のレントゲンを撮ったら「肺に腫瘍があるようだ」と言われたのが、そもそもの始まりです。すぐに精密検査を受けるようにと言われ、大きな総合病院を受診しました。

一回目の診察でCTスキャンを撮りまして、一週間後、検査結果を聞きに行くと、「肺と肺の間の胸腺に腫瘍ができている。4、5センチほどになっている。手術で取るしかない」と言います。

驚いて腫瘍の正体を聞いたところ、「よくわからない」と言うのです。「丸っこいからがんではなさそうだけれども、肥大して心臓や骨を圧迫するとよくないので、手術で取ってしまったほうがいい」と。

手術というのは青天の霹靂《へきれき》でしたが、同時に「やはり」という思いもありました。自覚症状というほどではないのですが、その少し前から、体の不調は感じていたのです。

私は、ある団体で合唱のピアノ伴奏と指導をしています。その団体には各地に五十ほど支部があり、年に一度、全チームが一堂に会する発表会が、京都で開催されます。その年も、五月に一泊二日の日程で京都に行きました。

ところが、発表が終わってホテルに戻ったときと、帰りの新幹線に乗っているときに、激しく嘔吐してしまいました。疲労感もいつもとは違う重さでしたので、「何かおかしい」と思ったのです。

合唱チームといっても、歌う人も指揮者も音楽の素人ですから、最初は私が四部合唱のそれぞれのパートをテープに吹き込み、皆さんに覚えていただきます。発表会の準備期間は五カ月程度、練習は月に一回ですから、たいへん苦心します。でも、本番ではできうる限りの最高の合唱をしてほしい一心で、指導にもだいぶ熱が入りました。

また、合唱指導以外にも、カルチャーセンターや自宅でピアノを教えるかたわら、自分でもピアノを基礎から練習したりなど、さまざまな形で音楽活動をしていました。結婚して家庭に入ったことで一度は離れた音楽を、また一から始めたいという思いがつのり、夢中になって音楽活動をしていたのです。

もともと一つのことに全力投球してしまう性格もあって、知らず知らずのうちに肉体的にも精神的にも、ストレスが溜まっていたのではないでしょうか。

病院も医者も、信頼できない！

でも、よくわからないもののために手術などしたくありません。セカンドオピニオンを聞いてみようと考え、主人の知り合いで放射線科の先生がいる病院に行きました。放射線科で、まえの病院でもらってきたCT写真を見せますと、胸部外科に行くように言われました。

最初の病院ではCTを撮っただけでしたが、二つ目の病院の胸部外科では、CTからレントゲン、PET、MRI、肺の検査、心電図の検査と、すべてやりました。その結果は、カルチノイドと診断されました。

カルチノイドとは、「悪性腫瘍（がん）と良性腫瘍の中間」です。いわゆる「がんもどき」でしょうか。放っておいていいものでもないので、取ったほうがいいというのが、このときの医師の結論でした。

放射線科の先生から、小さな穴を開けて取る方法もあるようだと聞いていたので、手術方法を聞いてみると、「胸腺を全部取るので、20～30センチは切ります」というのです。

悪性でもないコブを取り除くのに、20～30センチも切り、骨を開くしかない。頭が真っ白になりました。しかも胸腺といえば、免疫細胞を作るところです。素人でもそれくらいの知識はありますから、そのことを聞いてみると、「胸腺は十二歳くらいでもう役割を終えています。もう役に立たないので、取っちゃってもいいのです」と言うのです。

その一週間後にも、「PETとMRIも撮ってみましょう」ということになり、がんに関するすべての検査を受けることになってしまいました。

私が不安と憤りを覚えたのは、この間、医師と一度も心が通い合う瞬間がなかったからです。この私の不信感は、次のやり取りで決定的なものになりました。受診した当時は五十代後半、まだまだ仕事を続けたいときに、病気を理由に辞めるのは嫌でした。

そこで、手術の後遺症のことや、切る幅を小さくする方法はないものかなどという質問をしたのですが、いずれも「ありません」というにべもない返事でした。しかも、原因を聞くとあっさり「わかりません」です。

私はなおも食い下がり、今度は、リンパを取り出して培養して治療に使うリンパ療法のことを聞いてみました。すると、効果がないのでやっていませんと、一刀両断でした。

「手術に後遺症はない」と言い切るからには自分の腕に自信があるのでしょうし、実際に有能な方なのでしょう。でも私にとってそれより大事なことは、医師との信頼関係です。

これは、どなたでも同じだと思います。その点で、まったく希望が持てなかったのです。ただ、医者とのぎくしゃくが解消されなかったのは、私が胸部内科と勘違いをして、いきなり胸部外科へ回されてしまったからなのかもしれません。だから、受診するたびに、いつも腑に落ちないものがあったのでしょう。

最後に受けたPET検査の結果、「がんの疑いがある」とまで言われました。その根拠は、「PETが赤くなったから」ということです。でも、PETが赤くてもがんでない場合もたくさんあるようですし、第一、腫瘍マーカーでは、一切ひっかかっていなかったのです。手術をすることへの疑いが、ますます大きくなりました。

「入院まであと一日」のところで、越野先生に出会う

じつはこのすこし前に、知人を介してオルゴン療法を知り、施療を受けはじめていまし

た。

その知人は、私とはまったく違う病気だったのですが、オルゴン療法でみるみるよくなったのです。ただ、すぐにオルゴン療法を始めたわけではありません。

オルゴン療法に行くまえには、まえに腰痛を治してもらった気功整体の先生のところに行ってみたりもしました。そこでは、「確かに腫瘍はある」と言われました。

ところが「手術を勧められている」と明かすと、「なら取ったほうがいいよ」とあっさり言い放ったのです。こういう経緯もあって、「最後はこれしかない」と思っていたオルゴン療法を始めることにしたのです。

手術を勧める医師には、他の代替治療を試しているので、すこし時間がほしいと言いました。そこで一カ月半、オルゴン療法を受けながら様子を見ることになりました。

そして一カ月半後、また病院に行ってCTスキャンを撮りました。結果は「まえより大きくなっている」ということでした。がっかりしましたが、「もうどうしようもない」という諦めの心境で、すぐに手術の説明を受けて日取りを決め、入院日は十月一日と決まりました。

ところが、そのすぐあとにオルゴン療法院から電話が入り、越野さんがいらっしゃるので、会って指導を受けてみないかと言います。私は二つ返事で「お願いします」とお答えしました。会えるのは九月三十日。入院の前日でした。

そして九月三十日、私は初めて越野先生にお会いしました。

先生は、「何よりもオルゴン療法は即効性があるので、体験すればわかると思います。そのうえで自分の体のことは自分の体調を見て判断すればいいでしょう。手術を受けるかやめるかは自分しだいです」と言われました。

しかし、入院は翌日に迫っています。主人はちょうど出張で家を空けており、一人、家で悩みました。病院への不信、手術への疑問。それに加えて、越野先生のたいへん親身になってくださっている様子から、出すべき答えは明らかに思えました。すでに真夜中になっていましたが、主人に電話し、手術はキャンセルすることになりました。

病院の医師には、「キャンセルするのはいいが、命にかかわることなので、ぼくのところでなくてもいいから、検診は必ず受けてください」と言われました。心配してくれたのかもしれませんが、結局、その病院にはそれ以来一度も行っていません。

病院からすればまったく扱いにくい患者だったでしょうが、自分の体のことは自分が一番よくわかるのではないかと思ったのです。「体の声を聴く」というのでしょうか、納得のいく治療を受けたいと思います。入院前日になって、「手術をやめよう」と決めた瞬間、「心」がすーっと楽になった、この感覚は今でも鮮明に甦ります。

心にも響くオルゴン療法

越野先生からオルゴン療法の指導を初めて受けたときのことは、忘れられません。足先から丁寧にこすっていただいていたのですが、あるポイントで先生の声が急に熱気を帯び、「ここだ、ここだ」とおっしゃって、さらに強くこすったのです。

そのとたん、私は何か胸にこみ上げるものがあり、泣きだしてしまいました。痛くて泣いたのではありません。「ここまで本気で、これほど私の体を思いやってくれる先生はいなかった」「この先生は、本当に私のために必死になってくれている」という感謝の思いが一気に溢れ、涙を止めることができなかったのです。

ひととおり施療が終わると、体がこんにゃくのようにぐにゃぐにゃになっていました。といっても、それは不快なものではありません。これまで全身で食いしばって生きてきたのが一気にほぐれ、「そんなに頑張らなくていいんだ」と自然に思えるような、不思議な脱力感でした。体だけでなく、心にも深く響いていると、はっきり感じました。

一回目の施療のあとは、オルゴン療法院で施療を受けるのと、自分でやるのと、並行しています。問題の腫瘍はどうなったかというと、最初の施療から半年後くらいに、近くの病院でレントゲンを撮ったところ、「さらに大きくなっている」と言われました。でも、写真を見ると、白い影が、前より薄くなっているように思います。

本当のところは、どうなのかわかりません。でも、何より以前とは比べものにならないほど体調はよくなっていますし、気力もみなぎっている、この自分の体の変化を、私は信用したいと思います。毎年恒例の京都での発表会も、元気に乗り切りました。

このような自分の体の状態を信じながら、今は経過観察というところでしょうか。そこで発見した変化を、二つほど挙げておきます。

一つは、体温が上がったことです。以前は35・4度と低体温だったのが、現在は36・6度前後。1度ほども上がったのです。安保徹先生などの免疫学の本を読んでも、体温が上がると免疫力も上がると書いてあるので、「体調がいいって、こういうことなんだ」と非常に腑に落ちました。

もう一つは、いずれ解明したいと思っているのですが、痰がよく出るようになったことです。喉に絡む感じの痰ではなく、起きた直後などに下からこみ上げてくる感じで、よく見ると、それに繊維状のものや管状のもの、または血の破片のようなものが混じっていることもあります。

素人の推測ですが、これは胸腺の腫瘍が溶け出して排出されているのではないかと思うのです。痰はラップに取って冷凍保存してあるので、いずれ小松先生のところで成分を解明してほしいと思っているところです。

体験ドキュメント 4

足の小指を切断したほどの糖尿病が、医者に「こんなの奇跡」と言われるまでに回復

――愛媛県　男性60代

小指を切断して初めて知ったオルゴンの威力

私は糖尿病を二十年間にわたり患っていました。一年ほど前に足の小指にイボができたのですが、放っておいたところ、魚の目のようになったところから汁が出てくるようになりました。それでも自分で消毒しながらお風呂にも入っていました。

ところが、それから一週間ほど経って、小指が真っ黒になってきたのです。近所の開業医にはかかっていたのですが、大丈夫ということでした。何が大丈夫なのかはよくわかりませんでしたが、妻が早く大きな病院に行かないと、足を切断されると言いました。

行ってみると、皮膚科の先生が、「これあかんわ。小指が壊疽《えそ》を起こしているから、すぐに切らないとダメ。覚悟しといてやー」と言われ、応急処置で小指だけを切断したのです。二〇一一年、東日本大震災の二週間まえごろのことでした。小指を切断し、小指側の横のほうも切開して処置をしてもらいました。

このとき私は、まさか足の小指を切断しなければならないほど糖尿病が進行しているのと

はまったく思っていなかったので、医者に小指切断するから覚悟してと言われたとき、「えーっ！」と声を上げてしまいました。

そのとき初めて、「こりゃあかんなあ」と思い、オルゴンリングを使いはじめたのです。それまでオルゴンリングのことは知っていて、興味はあったので、セットで取り寄せてはいたのですが、自分の病気に切羽詰まったものを感じていなかったので、そのままになっていました。そこで急いでリングを足首にはめ、さらにオルゴンの経絡棒で、ほかの指の末梢刺激をしてみました。すると指先から白い粉が出たのです。

その後、病院へ行くとずいぶんよくなっていると言われ、命拾いしてホッと安堵したと同時に、オルゴンリングの威力を実感しました。手術後の傷の治りに、オルゴンは極めて力を発揮するというのを本で読んだ記憶があるのですが、まさしく本当でした。

オルゴンリングのすごさを身をもって知ったとき、早くからオルゴンリングで末梢療法をやっておけばよかったと後悔しました。そうすれば、小指を失うこともなかったのでしょう。

足に痺れを感じるようになったときも、まあなんとかなるという軽い気持ちでいたのでした。痺れるということ自体、末梢が詰まっているからということはこのときをもってよく理解できたのです。

自分の不摂生でこうなったのだから、もう命は諦めようと思ったこともあったのですが、人生なめたらあかんとも言うし、なめてかかっていたからこんなことになったのかもしれないなどと考えるようになり、オルゴンリングのおかげで自分の身体を大事にしようと思うようになりました。

もうオルゴンリングは手放せない

それからというもの、本気でオルゴンを使いはじめました。心臓が痛かったときには、腰用のリングを胸に当てていました。すると、心臓の痛みは消えていきました。もともと心臓弁膜症で左側の弁もおかしかったのですが、検査したときには自然に治っていたのです。

腎臓にもいいかもしれないと思い、腰用のリングをずっとしていたせいか、腎臓結石もまったくないと言われました。

オルゴン水の効果も相当あったと思うのですが、血液がドロドロだと病院で言われていたのに、オルゴン水を飲みだしてから、サラサラになっていると言われました。さらに、オルゴン水を飲みだしてからというもの胃腸の調子もよく、不快に感じることはなくなってしまったのです。

足の動脈の血流をエコーで見たときも、医者が「これはー！」と感嘆の声を上げました。血糖値も５００あったのに２９０に下がりました。

さすがに医者も、「あなた何か特別なことをしましたか」と聞いてきました。しかし私は、「はい、食事療法はしています」と答え、オルゴンのことは話しませんでした。

これだけ効果が表れているのに、オルゴンリングの話をして、やめてくださいと言われると困ると思ったからです。医者は、「食事療法だけでこれだけ治るってすごいね、こんなの奇跡」と言いました。

確かに、私は自分で料理をすることは得意としているので、スープにサラダ、焼き物、納豆や昆布も食べるようにして、一日1600キロカロリーに摂取をとどめ、食事には気を使っています。

しかし、それですべての糖尿病患者が治れば医者は要りません。

とにかく、ものすごい効果と喜びを伝えたいと思い、越野先生のお宅へお礼の電話をしたことがあります。そのとき、先生はお留守で、奥様が電話に出てくださり、「医者にオルゴンのことを言ってくださってもいいですよ」と言われました。

奥様が言うには、病院の中にも、「そのリングでよくなったのなら、それを続けなさい」と言ってくれる医師もいるということでした。

しかし、自分のかかっている医者や看護師は雰囲気でわかるのですが、西洋医学以外のことをどうも信じない傾向があると思い、警戒してオルゴンのことに触れなかったのです。

実際、私の妻も元看護師でしたが、私の目覚ましい回復がオルゴンによるものだということはまったく信じていません。身内でさえそうなのですから、医療に従事する人たちは、代替医療は認めたくないようです。

私も、初めから誰にも話さなかったわけでもありませんが、代替医療に関心がない人、知ろうとしない人に、百回言っても無理だと悟ったのです。

また、眼底検査の結果からも手術は必要とのことだったのですが、次第によい方向へ進んでいます。

今では、首と胴、手首、足首と、全部で四つのオルゴンリングをはめ、体がホカホカとしています。運動も歩くのも好きではなく、ほんのすこしの距離も車で出かけていたので、自分の生活習慣から血流もリンパの流れも悪くなったのは自業自得で仕方がないと思っています。

しかし、オルゴンのおかげでそんな私にも助かる道があったのですから、生かされた命をありがたいと思い、オルゴンでこれからも療養を続けたいと思っています。越野先生の研究成果に頭が下がる気持ちでいっぱいです。本当にありがとうございました。

体験ドキュメント 5

失明宣告後、何度もの手術で悪化した両目が、パッチワークが楽しめるほどに回復

――三重県　土井豊子

かかりつけの眼科で、「あなたの目は放っておくと見えなくなる」という「失明宣告」を受けたのは、二〇〇五年のことでした。

半信半疑の私に、医師は、名古屋の大きな病院の眼科で診察を受けるようにと勧めました。自分の言うことだけでは信じてもらえないと思ったのでしょう。

言われるままに名古屋の病院を受診すると、世界中のどこの眼科に行っても同じ診断でしょうと言われました。見えているのが不思議だとも言われ、すぐに手術をする必要があるとのことでした。

そのとき受けた検査は、黄緑色の造影剤を入れて詰まっている箇所を見つけるというもので、体への負担が大きいため、半年に一回しかできないという検査でした。

それが悪夢の始まりでした。結局、十回もの手術をくり返し、その結果治ったのであればともかく、目の状況はさらに悪くなりました。

じつは、私はすでに老眼になっていたために、近くは見えなくても遠くは見えていたの

です。視力は1・5くらいだったと思います。ところが、手術後、視力検査表の一番上の記号さえも見えなくなってしまったのです。

こうなると、以前はできていた車の運転も不安になり、外出もしにくくなってしまいます。こうした事実を訴える私に、医師は、今は不安定でも、手術後にはよくあることでいずれ落ち着くと言いました。

そしてそれから二年くらいあと、ついに右目が見えなくなってしまいました。片方が見えなくなると、平衡感覚は鈍りますし、左目に大きな負担をかけることになります。

医師はさらに十一回目の手術をしようとするので、いよいよ怖くなった私は、長野の上田に住んでいる兄に相談しました。

その兄が教えてくれたのが、越野先生のオルゴン療法でした。兄の体には、とくに悪いところはなかったのですが、日ごろから西洋医学以外の療法に関心を持っていたようです。それらの中で、もっとも信頼できると思ったのがオルゴン療法だったのでしょう。

さっそく、越野先生のところから本と数種類のリングを送っていただき、身につけたり、患部や手足の末端をこすったり、オルゴン水を作って目に吹きかけたり、目薬がわりに使ってみました。

すると目ヤニがよく出るようになり、それを拭うと目がすっきりします。夜寝るとき、オルゴンの指輪をまぶたに載せるといいと聞き、それをやってみた翌朝は、とくにものの見え方がよくなっていました。

そしてすこしずつですが、車を運転して外出もできるようになってきたのです。

そんな矢先、伊賀上野で医者をやっている同級生のところで健康診断を受けたところ、血糖値の値が、標準を超えていると言われ、入院を勧められました。近くの病院を紹介されて行ったところ、二カ月の入院が必要だと言われました。

ところが、データが悪い割には、不健康だという感覚がまったくないのです。そこで、薬を飲むのをやめ、退院したいと申し出ると、インスリン注射を忘れないようにという条件つきで、入院から二十日で退院の許可が下りました。

しかし、インスリン注射を自宅で続けるのは難しく、医師の言うことを守ることはできませんでした。ところがインスリン注射を怠っていても、血糖値は上がらなかったのです。医師は、怒って、一から治療のやり直しだと言いましたが、私は、そのときすでに通院をやめる決心をしていました。

というのも、私には、これはオルゴン療法のおかげだという確信があったからです。すでに、目は次第に見えるようになっていましたが、糖尿病にもオルゴン療法の効果があると感じたのは、一カ月くらいあとだったと思います。

オルゴン療法のおかげを蒙ったのは私だけではありません。リングをつけて外出したときに、関心を持つ友人たちに教えてあげて、やりはじめた人が何人もいます。三十九歳になる私の娘もその一人ですが、高血圧が治ったと喜んでいます。

そしてもう一つ嬉しいことがあります。娘が生まれたときから始めたパッチワークがまたできるようになったことです。自慢ではありませんが、朝日新聞の「ひと」欄に掲載されたこともあるほどです。

展示会で、私の作品を見たという方が、ご自分もやりたくなったと言って始めていたのですが、私とはまた違った作風の彼女の作品を見て、いっしょにやりたくなったのです。二度とできないと思っていたのですが、専門のメガネが邪魔になるくらい、針のメドも見えるようになりました。

私は今、六十代ですが、近所の同年輩や若い仲間から、歩くのも一番速いと言われるようになっています。本当に人生が変わった思いです。

先日、オルゴン療法をしている同年輩の女性が、とても肌がきれいなので、何かやっているのか聞いてみると、オルゴン水を顔にもつけているそうです。それを聞いて、私もオルゴン水を化粧水がわりにつけはじめたところです。

まだまだ若々しく人生を楽しみたいですから……。

体験ドキュメント6

家事も辛かったC型肝炎が、食事が楽しみになるほど改善

――福岡県　森友嬉蒲

私は、C型肝炎が原因で、さまざまな体調不良に悩まされていました。たとえば、屋外の冷たい風やクーラーの冷気に当たるとだるくなって、体が動かなくなり、しんどい思いをしていました。

しかも、食べ物がまずくて、何を食べても美味しく感じることがなくなり、すっかり少食になってしまいました。食べることは、健康維持の基本条件ですから、体調が悪くて食べられない、さらに体調が悪くなるという悪循環に陥ります。

そんな私が頼ったのは、肝臓を元気にするという「養生片仔廣《ようじょうへんしこう》」という漢方系の健康補助食品でした。これで、かろうじて健康を維持している状態でしたが、やはり、すっかり健康になるということはありませんでした。

家事も満足にできず、炊事や洗濯など最小限度のことをするのがやっとの状態で、家族にはとても迷惑をかけていました。私自身も、主婦業失格だなと、自分を責めることが多く、とても辛い毎日でした。

そんな辛い日々を送っていたとき、偶然オルゴン療法について書かれた本に出会いました。なんとなく惹かれるものを感じて、越野先生をお訪ねしたのです。

先生は、まず私の首にリングを巻いてくださったのですが、そのとたん、首の周囲が真っ赤になりました。

とはいえ、それで急に体調が変化したということはなく、ただ、家に帰ったとき、かなり疲れたことを覚えています。疲れは翌日まで続き、一日ぐったりとした状態で過ごしました。

それでも、オルゴン療法を続けたのは、やはり、一目見ただけで越野先生を信頼することができたからだと思います。オルゴン療法を知ったのが二〇一〇年の六月、実際にお訪ねしたのがそれからわずか二カ月後だったのがよかったのでしょう。

迷う間もなく行ったために、私は、この療法に真摯に取り組む先生やご家族の姿を見て、すぐに全幅の信頼を寄せることができたのです。

というわけで、オルゴン療法を続けた結果、体調はよくなりはじめ、体もよく動くようになりました。何よりの喜びは食べ物を美味しくいただけるようになったことです。おかげさまで悪循環は解消され、良好な循環に転じていきました。体重がやや減りましたが、体調がいいので、きっとちょうどいいあんばいなのでしょう。

私にとって、もっとも効果的だったのは、指にはめたリングでした。伺ったときは、一度にはめないほうがいいと言われたのですが、体調がよくなりはじめたので、全部の指にはめてみたら、さらに具合がよくなったのです。

これなら、最初から全部の指につけるように言ってほしかったと、恨み言を言いたいくらいで、リングの効果に驚いた次第です。こんなふうに自分でできるところも、オルゴン療法のいいところだと思います。

また、初めて伺ったころ、私の足の指は最悪の状態でした。縮こまったような感じで、いかにも不健康だったのです。それが今は、一本だけ、まだすこし変形した跡が残っているだけです。

ただ、調子にのりすぎるとよくないようです。養生片仔廣も、すっかりやめてしまうと、体調を崩すことがあります。やはり、C型肝炎という病気はやっかいな病気なのでしょう。よくなったり悪くなったりをくり返しています。

養生片仔廣を徐々に減らしながら、オルゴン療法を続け、全快といういいご報告ができる日まで頑張りたいと思っています。

体験ドキュメント 7

娘の水頭症に一筋の光、これで生きていけると思った

――東京都　匿名希望

「クモ膜に髄液が溜まる」難しい病気

中学生になる私の娘は、脳のクモ膜に髄液が溜まってしまう「クモ膜嚢胞」という難しい病気です。2歳のころに突然、発症しました。頭蓋骨がまだ柔らかい時期に、髄液が溜まった圧力が頭蓋骨の内側からかかったために、頭が一部コブのように変形したまま固まってしまいました。

脳外科と整形外科とで協力すれば、変形した頭蓋骨をへこませることもできると言われましたが、やはり危険も伴いますので、子ども自身が、自分は一生、このままで生きていくと言っています。幸い、髪の毛で隠せばそれほど目立たないので、親としても、危険な手術を受けさせるよりは、そのほうがいいと思っています。

このように頭の形はどうしようもないのですが、脳に溜まった髄液については、このごろ、大きな希望が持てるようになりました。オルゴン療法のおかげです。

じつはオルゴン療法と出会うまえにも、さまざまな自然療法を勉強し、試してきました。

子どもが発病して以来、この病気は西洋医学ではとても歯が立たないということを、さんざん思い知らされてきたからです。

何しろどれほど評判の病院に行っても、「原因はわからない」の一点張り、今、お世話になっている大学病院でも、年に一度、MRIを撮って「来年、また来てください」というように、経過観察をするだけです。唯一の方法は手術だ、とも言われましたが、頭蓋骨を切り開き、脳の神経の中枢近くにメスを入れるという、たいへん危険な手術です。いったん髄液を取り除けば完治するのかどうかも疑問ですし、一歩間違えば半身不随になると聞いて、そんなリスクの高い手術は受けさせたくないと思いました。

西洋医学は頼りにならない。子どもを治したい一心で、私は東洋医学に助けを求めました。中でも枇杷の種子から取ったエキスと枇杷の葉を使う「枇杷療法」はいいように思いましたので、今でも娘をはじめ、家族にもやってあげています。

枇杷に含まれるアミグダリンという成分は、制がんをはじめ、さまざまな健康効果が認められています。娘の病気に関して、髄液を減らすといった効果はありませんが、脳に液が溜まっていることで生じるひどい肩こりや首こりを和らげてあげることはできます。

オルゴン療法は、たまたまある雑誌といっしょに送られてきたパンフレットで知り、その後、越野先生の本をすべて読んで「これはよさそうだ」と感じました。これまでにもいろいろと勉強してきていたので、直感的に効果がありそうだと思いました。

さっそく四国の越野先生にお電話をしてみると、奥様が出られて、先生は重症の患者さんを診られたあとから非常に具合が悪くなってしまったということでした。そこでお目にかかることはいったん諦め、奥様に詳しくやり方を教えていただいて、鼻用リングと耳用リングを購入することにしました。

四時間リングをつけたら「鼻水が止まらない！」――この鼻水が、じつは？

鼻用リングは、まるで牛の鼻輪のような形です。娘は嫌がるかなと思いましたが、学校から帰ってきた娘に「病気を治すためだから、今日だけでも試しにつけてくれる？」と頼んでみたら、すんなり「いいよ」と言って、すぐに鼻と耳の両方につけてくれました。

これが五時ごろのことで、いつも九時ごろにお風呂に入るので、リングをつけていたのはほんの四時間くらいだったでしょうか。お風呂に入るときに両方とも外したのですが、お風呂から上がると、突然「鼻水が止まらない」と言いだしました。私もよくわからず、「いやだ、風邪の引きはじめかしら」なんて言って、もう寝るように告げました。

ところが、布団に入ってからも鼻水が止まらず、たびたびティッシュペーパーを取りに起きてくるのです。風邪などの鼻水なら、眠りにつけば止まってしまうはずなので、「何かおかしいな」と思いました。「その鼻水は、どんな色？」と聞いてみたら、「水みたいだ」と言います。

翌朝になっても、まだ鼻水は止まっていませんでした。枕はぐっしょりと濡れ、まだひっきりなしに出ている様子でしたので、これではとても学校には行けないと思い、その日は休ませました。昼過ぎまでずっとそんな調子で、ティッシュペーパー丸々一箱はゆうに使い切ってしまっていたと思います。

ようやく治まってきたところで、娘に「それで、体の調子はどうなの?」と聞いてみました。すると「なんだか頭がすごく軽くて、すっきりしている」と言うのです。

娘の病気は、クモ膜に髄液が溜まっているせいで、つねに頭がぼんやりしています。それに、ただでさえ相当な重量で肩や首に負担をかけている頭に、さらに液体が溜まっているのですから、通常の人より頭が重く、ひどい肩こりや首こりにも悩まされていました。

それがこのときは、頭がとびきり軽く、すっきりしているというのです。そこで初めて「ひょっとして、このリングをつけたから……?」と思い至りました。とめどなく出ていたのは鼻水ではなく、髄液だったのだと思います。

といっても、いったん髄液が出きってしまえばそれでおしまい、という病気ではありません。また徐々に髄液が溜まってしまうので、継続する必要があります。親としてはずっとリングをつけていてくれればいいのに、と思いますが、当の娘は学校に行けなくなるのは嫌だと言って、じつはこのとき以来、リングはつけてくれません。学校のない土日だけでも、とは思っているのですが……。

今は、オルゴン棒でこするというのを、主にやっています。こするといっても、櫛で髪をとくような感じで、触れるか触れないかくらいにそっとやっているのに、「痛い、痛い」と大騒ぎです。それでも、三十分ほど痛みに耐えると、やはり頭が嘘のように軽くなると言います。オルゴン棒では鼻から水は出ませんが、おそらく血流がよくなった影響で、髄液もどこかに流れ出るのだと思います。

八方ふさがりに、一筋の希望が

すぐに効果が出たことにも、効果が大きかったことにも、本当に驚かされていますが、オルゴン療法というのは、ひと言でいえば、宇宙のエネルギーを体内に取り込む療法なのではないか、と思います。そう考えれば、納得がいきます。

とくにオルゴン棒は、私や夫も、ときどき自分でやるのですが、頭や肩などに棒の丸いほうをつきたてるようにして当てると、まず棒を通じてずーんとエネルギーが入ってくる感じがします。肩こりや首こりなど、具合が悪いところに当てると本当に痛いのですが、その後、ふわーっと体が楽になるのです。オルゴン療法のいろいろな道具の中でも、これが一番、宇宙とつながる効果が大きいのではないでしょうか。

一つ難点を挙げるとしたら、今言ったように、オルゴン療法は大人でも涙が出るほどの激痛を伴うということです。まして子どもには痛すぎるので、娘にオルゴン療法をするときは、オイルを塗って棒のすべりをよくしたり、少し面倒なのですが、枇杷の葉のお灸で血流をよくし、筋肉をほぐしてからオルゴン棒でこするようにしています。

以前、一回だけ、子ども専門の脳外科に行ったことがあるのですが、待合室には、娘より重い症状の水頭症と思しき子どもがたくさんいました。

そういう子どもたちや、その親御さんたちにも、オルゴン療法のことを知ってもらいたい、と心から思います。私自身、おそらく娘の病気が完治することはないのでしょうが、今はオルゴン療法があると思うだけで、本当に希望が持てるようになりましたから。これからも、ほかの療法とうまく併用しながら、娘を見ていけたらと思っています。

体験ドキュメント8

動静脈瘻で濃い紫色になっていた指が、肌色に戻り手術不要に

――神奈川県　匿名希望

「最終的には切断もありうる」と宣告され、目の前が真っ暗に

二十年ほど前になりますが、右手の人さし指の先にポツンと、色の薄いほくろのような点ができまして、気になったので皮膚科で診ていただきました。そのときは、「これは血

管の塊だから、大きくなったり痛くなったりしてきたらまた来てください」とのことでした。

その後、別段大きな変化もないまま普通に暮らしていたのですが、それから十五年以上も経ってから、つまり三年ほど前から、急に痛くなりはじめたのです。しもやけの痛みをもっともっと強くした感じで、色も赤紫色になってしまいました。これはただ事ではないと思って病院に行ったのですが、皮膚科では「わからない」と言われました。

でも、その皮膚科の先生はたいへん親切な方で、心臓血管外科にとてもいい先生がいるからと紹介状を書いてくださいました。心臓血管外科では動脈に造影剤を入れてレントゲンを撮りました。三時間以上もかかるたいへんな検査でしたが、結局そこでもはっきりしたことがわからず、その写真を持って形成外科に行くように言われたのです。

形成外科に行って、ようやく明確な診断結果が出ました。「動静脈瘻」といって、動脈と静脈がくっついてしまう病気でした。でも、そこで手術をすることはできないと言います。では、放っておいたらどうなるのか。「指を切断しなければならない」と言うのです。とたんに頭の中が真っ白になりました。

私は書道をしておりまして、習字の教室も持っています。これまでのように字が書けなくなるというのは、自分自身のためにも生活のためにも、死活問題です。それでなくても「指を切断するしかない」と言われて、平常心でいられる人はいないでしょう。

何とかならないかと思い、いろいろと調べていたところ、友人から手の専門家で有名な先生がいらっしゃると聞き、わらにもすがる思いで受診しました。地名も思い出せないくらい不便なところにありましたが、形成外科の、しかも手だけに特化している割と大きめの病院でした。

そこでは、手術しかないという診断結果でした。どういう手術かというと、くっついている動脈と静脈を取ってしまうというのです。取ってしまったら血が通わなくなって、手が使えなくなるということではないかと、とっさに思いました。

医師の話ではそれは大丈夫ということで、説明もしてくださったのですが、ぼんやりとしてよく覚えていません。切断は免れても、やはり手術なのか、手にメスを入れるわけだから、やはりこれまでどおりには字が書けなくなるな、というショックで頭がいっぱいになっていました。

しかもそれは、全身麻酔の電子顕微鏡下で行う、とても難しい手術なのだそうです。皮膚も移植しなければなりません。さらにショックだったのは、その手術をしても再発する可能性があり、もし再発したら、最終的には指を切断することになるかもしれない、と言われたことです。医師によれば、今は骨に血が入っていないから手術で済むが、再発して骨に血が入ったら切断しかないというのです。

友だちから譲られたリング

青天の霹靂《へきれき》とはこのことです。すっかり困惑した頭のまま、インターネットでいろいろと調べてみますと、再発の可能性も低くないようです。加えて、この病気には先天性のものと後天性のものがあるとわかりました。七十を過ぎて先天性ということもないでしょうから、後天性かと思ったときに、一つ思い当たることがありました。

五十年ほど前、二十歳くらいのときに庖丁で指を深く切り、縫ったことがあるのです。赤紫になっているのは、ちょうど縫った箇所の近くでした。素人判断ですが、ひょっとしたらそれが原因だったのかもしれません。

調べれば調べるほどショッキングな情報ばかりで、暗澹《あんたん》たる思いでしたが、とにかく手術しかないのなら仕方がないと思い、手術の日取りも決めてしまいました。

このころには、指の第一関節がカチカチに固まっており、ほとんど触れられないくらい痛みも強くなっていました。色も血豆のような濃い赤紫で、見るからに悪化していました。それでも、習字の教室は続けていました。右手の人さし指が痛いと字なんて書けないのではないかと思われるかもしれませんが、毛筆の場合は、ほかの指に添えるだけでも書けます。包帯を巻いて、痛みをこらえながら、何とかお手本くらいは書き続けることができました。ただ、これはお稽古をお休みしたくない一心だったからできたことです。それ以外では、まったく書道ができなくなってしまいました。コンクールに出展する作品なんて、もってのほかです。

そんなとき、英会話スクールのお友だちから、「指先のマッサージをする療法があるのだけど、あなたみたいな症状にもいいのではないか」と、ある療法を紹介されたのです。それがオルゴン療法でした。

そのお友だちのご主人は前立腺がんで、その方自身も、心筋梗塞になったことがありました。ひょんなことでオルゴン療法のことを知り、ご夫婦そろってオルゴンリングをつけていたのですが、ご主人はつけなくなってしまったということでした。それを、「使ってみたら」と私に譲ってくれたのです。その方は、オルゴン療法院のご自分の予約まで譲ってくれました。

手術一週間まえに一度目の施療、これが人生の分かれ目に

オルゴンリングをつけて一週間くらいしたころから、何だかよくなっているような気がしました。じつは、手術が一週間後に迫っていたのですが、お友だちが予約を譲ってくれたので、藤沢市の施療院にも行きました。

最初は指先から始まり、四時間ほどかけて、全身を丁寧にこすっていただきました。それはもうとても痛かったのですが、終わったあと、茶色い尿が出たのには驚きました。重

症の人には、よくあることだそうです。毒素が出ているのかなと思いました。

リングの効果も感じられたうえに、施療にも大いに期待できそうだったので、私はこの療法にかけてみたいと思いました。そこで手術のことを先生に話しますと、さすがに一週間では時間がなさすぎるので、一カ月、手術を延ばせないか、ということです。病院にはインフルエンザにかかったと嘘をついて、延期してもらいました。

そこから、オルゴン療法による本格的な施療が始まりました。施療は、最初は一日おきに通い、そこから一週間おき、十日おきと間隔をあけていきました。新たに指用のリングも購入し、自宅でもリングを使ってこすっていました。すると、カチカチに固まっていた関節がだんだん柔らかくなり、赤紫色がきれいな肌色に変わっていったのです。手全体が冷たかったのですが、それも徐々に温かくなっていきました。先生によれば、リンパと血液の流れがよくなっているからだということでした。

そして一カ月後、病院に行ってレントゲンを撮ってみると、もちろん骨に血は入っていないし、動静脈瘻そのものも、よくなっていると言われたのです。

医師に、「指のマッサージをしているから、もうすこし様子を見たい」と伝えてみたところ、「そんなものでよくなるはずがない」とあきれ顔でした。

赤紫だった指が肌色になっており、見た目も明らかに変わっているのに、まったく取りつく島もありません。三カ月後にまた来るように言われましたが、それ以来、病院には行っていません。もちろん手術もキャンセルしました。

今もときどき施療に通っていますが、今はもう指の色は元通りですし、ほとんど曲がらなくなっていた指も、かなり曲がるようになりました。

何より嬉しかったのは、オルゴン療法を始めてだいぶよくなってきたころに、続けて二度も書道のコンクールで入賞できたことです。オルゴン療法に出会っていなかったら、こんな嬉しいこともなかったに違いありません。と同時に、もしあのまま手術を受けていたら、と考えると、背筋が凍りつきます。

私は習字の教室を持っていたり、いろいろと習い事をしていたりと、交際が広範囲です。そのため、動静脈瘻の症状が出はじめ、悪化したころの状態を知っている人も、たくさんいます。言い換えれば、それだけ多くの人が、絶望的に悪い状態から、劇的によくなる過程を目の当たりにしたということです。ですから、誰もが「何かあったときにはオルゴン療法に行く」と口をそろえます。

オルゴン療法には、カウンセリングのような効果もあるのではないでしょうか。診てくださる先生にもよるのかもしれませんが、療法としての効果もさることながら、施療院の先生が本当に親身になって、丁寧に施療してくれたことには、頭が下がる思いでいっぱいです。私の場合も、ときには越野先生に連絡を取りながら施療してくださったので、それまでの病院で感じたような不安に襲われることは一度もありませんでした。こういう安心感や心の交流も、治療効果に大きく関係していると思います。

体験ドキュメント 9

何年も苦しんだ痛風が消え、今も平気で歩いています!!

――島根県　京久野泰宏

オルゴン療法との出会いは一冊の本から始まった

右手の指に異常が起きたのは、一九九九年の夏の暑い盛りのことでした。突き指をしたかのような痛みが右手の指に起こったのです。しかし、そのときは、一週間くらいすると治ってしまいました。

ところが、それから、一カ月ごとに痛みが出ては治るという状態をくり返すようになりました。そのたびに、私は野球をしたときに突き指でもしたかなと、自分の行動を振り返りました。

私は建築関係の仕事をしていて、ときどき東京へ出かけていたのですが、東京には仕事仲間の野球チームがありました。それに参加することもあったので、突き指をしたとしたらそのときだろうかと、痛みの不安を打ち消そうとしていました。

しかし、野球をしたときに突き指をした覚えはなく、周期的にやってくるその不思議な痛みが突き指である可能性が薄いことは自分にもわかっていました。

そのうち、その痛みが足に出てくるようになりました。これが大変でした。当時はまだ四十代でしたが、痛みで歩けないほどになり、寝ていても痛いほどで、動くことさえままならない状態に陥ってしまったのです。

私の不調のうわさを聞きつけた近所の松屋さんという食堂のご主人が、『病気の治し方発明発見』という一冊の本を持ってきてくださいました。それが越野先生の数あるご著書の中でも、最初に書かれたオルゴン療法の本だったのです。

私はそれまで、越野先生のことも、オルゴン療法のことも、知識はまったくありませんでしたが、溺れる者はわらをもつかむというたとえどおり、私はすぐさま本を読み、著者である越野先生のおられる四国の松山に行こうと思い立ったのでした。

ただ、まともに歩けるような状態ではなかったので、一人で行くことは不可能でした。しかし、妻におぶってもらうようにして出かけるのも恥ずかしいので、友人に連れていってもらえないかと頼んでみましたが、友人も定年退職したばかりで公共職業安定所に行かねばならず、断念しました。

それでも私は、一刻も早く肉体的苦痛から抜け出したい一心で、この際、体面なんて気になどしていられないと思い、妻の力を借りることにしました。

右足の痛みがとくにひどく、妻におぶってもらい、駅までタクシーに乗り、境港《さかいみなと》から米子《よなご》に行き、米子駅の階段を妻に肩を借り、悲惨な状態で上り下りして電車を乗り換え、岡山に出て特急しおかぜで二時間半、やっとの思いで越野先生のお宅にたどり着いたのでした。

痛みの原因は痛風だった

手指の痛みから始まった私の病気は痛風でした。

痛風というのは血液中の尿酸の値が高くなり、関節炎を起こす疾患で、痛みがまるで風のようにひどくなったり、和らいだりするのでその名があると聞いたことがあります。また、風が当たっただけでも痛いからだとか、その名の由来には諸説あるようです。

痛風の痛みは、オデキができたことのある人ならわかってもらえるかもしれません。オデキが化膿して腫れ上がり、ズッキン、ズッキンするときのあの痛みが、オデキよりも広い範囲で絶え間なく、息をしている間ずっと続くのです。

なぜ痛風になったのか、今から考えてみると、やはり、仕事のストレスだったのではないかと思います。気の張るような仕事、ちょっと難しいような仕事が、忙しいときに限って飛び込んでくると、とたんに足がむくんできたことを思い出します。

神経を使う仕事だったので、妻も「これはストレスから来ているのよ、きっと」と言っていましたが、私もそうだなと思っていました。

また、食事に関しても、ビールを飲みながら、肉をつい食べすぎて、家内にいつも食べすぎだと言われていました。

ストレスと食生活のダブルパンチで、すこしずつ痛風が悪化していったのかもしれません。

もちろん、病院へは通っていました。

病院では、痛いと言えば痛み止めの注射を即してくれるので、そのあとサーッと痛みは止まりました。初めは、一週間くらいは治まっていました。また痛みが出てくると病院へ行く。痛み止め注射を打つ。薬が切れるとまた痛くなる。そのくり返しが一週間ごと、そのうち五日ごとになり、だんだんと痛みを感じていない期間が短くなっていきました。

ところが、慣れっこになってしまったのか、そのうち注射をして一時間ほどで、家に帰ったころにはまた痛くなるのです。次第に注射も効かなくなってしまいました。

飲み薬も、いろいろもらっていて、そのうち自分なりの飲み方を会得して、だいたいこのくらいの調子になってきたらこの薬を飲んで、次にこの薬を飲んで、ここまで来たらこの薬、というように要領よくやっていました。

しかし、何年薬を飲み続けても一向に痛風が改善されているといった実感には至りませんでした。それどころか、あるとき痛風の薬が原因で亡くなった患者が出たと新聞に書かれたことがあり、自分が服用していたものと同じだったので医師に聞いてみましたが、「大丈夫ですよ」ということでした。

特別その言葉で安心できたわけではありませんが、それ以上、患者としてどうなるものでもありませんでした。

越野先生の施療の実際

さて、越野先生の施療一日目の話です。

最初の施療では、脂汗が出たのを今でも忘れられません。越野先生がリングを近づけただけで、気絶するほど痛かったのです。リングと肌の距離は約二十センチも離れていましたが、口では表現できないほどの痛みで、脂汗がタラタラと流れ出てきたのです。

そして、まともにリングを足に当てることができたのは、四時間後のことです。腫れ上がった足を軽くさすっているだけなのに、またこれが痛くて痛くて、しかし軽くさすっている間に、足首もないほど腫れていた足がだんだん細くなっていきました。

その間ずっと私は死ぬほど痛がり、痛みが止まったかと思うや、今度はかゆみでじっとしていられません。気が狂いそうになって部屋中を転げ回っているうち、ふと気がつくと、自分の足で立ち、歩き、走っていたのです。

そして、その施療が終わったあとは、不思議なほど痛くもかゆくもありませんでした。

夕方、旅館に行きましたが、階段も歩いて上ることができたのには私自身驚きでした。その夜は痛みもなく、久しぶりにぐっすり眠ることができました。

二日目は、むくみの残る足に一日かけて施療してもらい、ずいぶん足は細くなりましたが、越野先生は足指の間にリングが入らないかぎり、リンパが動かないので、痛風は再発すると言われました。

三日目は、何としても痛風を完治させると言って、ふさがった指の間が開くように、丹念に施療してくれました。三時間かけてやっと指の間が開き、リングが入るようになりました。

痛みは完全に消え、歩き回るのにまったく支障はありません。

すると越野先生は、全快祝いだといって、眺めのいいところがあるから、お昼を食べに行きましょうと誘ってくださいました。

そして越野先生がなんと、「一〇〇%回復したので乾杯！」とビールを勧められるのです。びっくりして、「いやあ！　ダメです！　ビール飲んだら大変なことになります！」とお断りしました。

妻も、「医者から止められているんですから！」と言ってお断りしましたが、越野先生は、「いや、絶対に大丈夫。責任持ちますよ。リンパの詰まりが取れたのだから」とおっしゃるので、海岸の見晴らしのいい景色が後押ししたのか、私は爽快な気分の中、ついに

「乾杯！」と祝杯をあげてしまいました。

越野先生は、ご自分の腕に自信があったのでしょう。勧められて飲む私も私ですが、なぜか越野先生の明るい大らかな自信は、私にも「大丈夫だ」と思わせるパワーがあったように思います。

私も妻も、キツネにつままれたような感じではありましたが、長い間患ったあれほどの痛風の痛みが一瞬にして消えたことを、心から喜びました。

食事に出かけたときも、越野先生の車で行きましたが、目的地に着いてからは自分の足で歩いたのです。米子駅の階段では妻の肩を借り、痛みに耐えながら松山までやって来たことを思うと、普通に歩けることが本当に不思議でした。

食事のあと、お遍路のコースにある、四国八十八寺六十一番札所（香園寺）に妻が参りたいと言うので、タクシーで出かけました。娘が小さいときにお参りして願掛けをしたのでお礼参りをしておきたかったのでしょう。そのときも、タクシーから降りて自分の足で歩いていくことができたのです。

島根に帰ると、あれほどまでひどかった痛風が四国に行って治ったのかと、電話が毎日のようにかかってきました。それでも、中には会って確かめないと信じられないと、わざわざ私を見に来る人もいました。そのくらい私の痛風のひどさは知れわたっていたのです。

それからも、医者にはかかっていましたが、腫れは引いているし、私も痛がらないので、痛み止めの注射を打つことはなくなりました。薬はもらっていましたから、医者は薬が効いてよくなったのだと思っていたのでしょう。

私自身はあまり薬をまめに飲むほうではなかったのですが、妻が「飲まないと棺おけに薬入れてやるから」と言うので、一応飲んではいました。

それにしても、注射を必要としなくなったことは幸せでした。越野先生に会うまえは、医者が私のパンパンに腫れ上がった足に注射液を入れると、針を抜いたあと、入れたばかりの注射液がシューッと噴き出して飛び散っていました。今では笑い話ですが、それほど足の腫れが半端ではなかったのです。

自分の大病をオルゴンリングで治していただいて、血液やリンパの流れ、循環が本当に大切なもので、末梢からその流れをよくしてやれば病気は治るという越野先生の説は理にかなっているなあと心底納得しました。

歩けなかった自分の足で歩けるようになり、死ぬほどの痛みから解放され、十二年経った今でも普通の生活ができることは本当に感激以外の何ものでもありません。越野先生とオルゴンリングに感謝の気持ちでいっぱいです。

体験ドキュメント 10

十五年まえ這うしかなかった足の痛みが解消して、今でもオルゴンがあれば大丈夫

――岡山県　藤堂玉枝

足の痛みを治してくれたオルゴン

私は、十五年もまえから、ひどい足の痛みがあり、何度もオルゴン療法で救われました。今もオルゴンリングとオルゴン水を使い、あの悪夢のような痛みと無縁になりました。

これからも、オルゴンリングによって、病気や薬の副作用で苦しむ人がすこしでも減るように、私の体験をお話ししたいと思います。

一度目に痛みが起こったのは、家の近くの養鶏場で働いているときのことでした。卵を拾いながら台車を押して歩いていると、なぜか、右足からカチーンという音がして、それから足がどうしようもなく痛くなりました。

すぐに治るかもしれないと思い病院へは行かなかったのですが、あまりの痛さに這って移動するしかなく、仕事どころか台所に立つこともできなくなって、家事もすべて娘に頼んでいました。

オルゴン療法との出会いは、それから間もなくのこと、静岡に住んでいる姉に痛みを訴

えると、これがいいらしいと、二、三日してオルゴンリングが届いたのです。

使い方がわからなかったのですが、姉を通じて越野先生に電話でのご指導をお願いし、主人が電話口で聞きながら私に施療してくれました。

すると、越野先生は、「まずリングを痛い足に巻いてください。巻いたリングでアキレス腱を柔らかくするために、リングを強く握って左右に動かしてください。しばらくそれを続けて、さあ、立ち上がってみて……」と言われました。

リングが当たると痛いので、主人は遠慮がちでしたが、なんと、私はすっと痛みもなく立てただけでなく、歩きだせたのです。なんという不思議なことがあるものかと、そのときは思いました。

それから何年かして、また右足が痛くなり、そのときも主人に電話してもらいました。電話口では越野先生が、目の前で見ているように「もっと下」とか「そこを押す。そこで立てて」とてきぱき指示をしてくれるのが、受話器からもれて私の耳にも聞こえました。

主人も先生の声に励まされて、一心にさすり押してくれましたが、その痛みと言ったら、前回以上でした。リングを近づけると、当たっていなくても痛いのです。今度は主人も慣れていて遠慮なく押すので、それは言い表すことができないほどの痛さです。

やがてすこし痛みが引いたとき、先生に「正座をしてみなさい」と言われました。できるわけがないとブツブツ言いながらも、やってみるとなんと正座ができたのです。

これにはまたまた驚きました。まるで電話の電波を通じて、越野先生のエネルギーが伝わってきているかのような気がしました。

三回目は左足でした。出先で階段を下りていると、今度は左足に同じような痛みが襲ってきて、歩けなくなってしまったのです。直行した病院では、足に水が溜まっていると言われ、注射器でその水を吸い上げ、痛み止めの注射をされて入院しました。

しかし、二十日間も入院したのに、すこしもよくならないので退院し、もう主人の手には負えないと、このときは越野先生に岡山県の我が家まで来ていただきました。

直接、リングの使い方を指導していただきましたが、さすがに電話での指導とは違い、施療方法が徹底しています。一カ月近く治らなかった左足の痛みが、その場で嘘のように消えてしまい、元気に働けるようになりました。

次に足が痛くなったのは、病院の配膳の仕事をしているときでした。また突然、左足が痛くなって歩けなくなり、そのままそこの病院でレントゲンを撮って、痛み止めの注射をされました。病院では、軟骨がすり減って骨と骨がぶつかるので痛いのだから、治らないと言われました。

主人に施療してもらいましたが痛みが取れなくて、そのときは、私のほうから松山の越野先生のところまで出かけて行きました。もちろん歩けないので、主人につかまって車に乗せてもらいました。

しかし、このときの施療指導では、越野先生に大変なご苦労をかけることになりました。朝、十時ころから始めて、昼まで何の反応もなかったのです。病院で注射を打ち続けたために、神経が麻痺してしまったのか、今までの例からは考えられないほど頑固な症状でした。

午後になってもまだ反応がなかったのですが、三時くらいになって、私は急に「あらっ！」と言って立ち上がることができ、多少の痛みはありましたが歩けたのです。帰る間際、一時間前のことでした。

こうした経験を何回もして、さすがに私も主人もオルゴンリングの使い方をよく飲み込むことができました。そして、それ以来、すこし痛みが出ればすぐリングやオルゴン水で対応し、痛みがひどくならないうちに治めることができるようになりました。

孫娘の引きこもりが治った

オルゴンリングは、こうして私の苦しみを救ってくれましたが、それだけではありません。じつは、私自身のことより、もっと嬉しいことがあったのです。

それは、オルゴンのおかげで、高校生の孫娘の引きこもり状態が治ったことです。

多感な年ごろの彼女は、さまざまなストレスからノイローゼになっていたようです。

私が会いに行ってみると、彼女は、痩せこけて顔は黒く、背を丸めて縮こまり、もう何カ月も学校に行っていないということでした。

かわいそうで、どうにかしてやれないかと思ったところ、孫が私のところへ来たいと言うので、気分転換にでもなればと思い、連れて帰りました。

そして、主人が孫娘の丸めた背中に手を当てると、背骨がボコボコしているような感じがしました。そこで、「ちょっと痛いかもしれないけど、じいちゃんが背中をさすってあげようか」と言うと、素直に「うん」と言うので、オルゴンリングでさすると、ゴトゴト、ゴトゴトと突起の上をなぞるような感じでした。

孫は泣きながら、「じいちゃん、私の背中にはエイリアンがいる!」と言います。私は、見るのも辛く、「治る治る。治るから我慢ね。我慢してね」と言って孫を励ましました。

主人はほとんど一晩中、孫の背中をオルゴンリングでさすっていました。

すると、翌日、孫娘の縮こまった背中はまっすぐになり、見違えるように元気になっていたのです。その後、もう一、二回同じことをやってから帰らせましたが、来たときとは別人のような明るい表情でした。

そしてその後、彼女は学校へ行けるようになったのです。私は嬉しくて越野先生に電話をしました。越野先生もとても喜んでくれました。高校も卒業し、すっかり女性らしくなった孫娘は、その後結婚し、子どももできました。体のほうはすっかり元気です。

オルゴンで治った親戚や知人たち

越野先生には、私の家で開いたオルゴンリング説明会にも来ていただきましたが、そのとき、いろいろな症状で悩んでいる人に声をかけました。

次に、その人たちの体験をお話ししておきたいと思います。

◆養鶏場の仕事仲間で、滑って腰を強く打ち付けて腰痛が治らなくなった女性は、腰リングをつけはじめ、この日以来、一度も痛いという話は聞いていません。

◆自閉症の男の子は、背骨が曲がって大きなコブのようになっていたのですが、みるみるうちにスーッとコブが消えてしまいました。嬉しかったのか彼は、二階へ続く階段を鼻歌交じりで上がったり下りたりして、鏡に自分のコブがなくなった姿を映していました。

◆山へ入って仕事をしていたら、鎌が腕に当たって筋を切り、病院に運ばれて固定していたら腕が動かなくなり、お箸でご飯を口に運べなくなった男性は、お箸で食べられるようになり、帰るときには「バンザーイ!　バンザーイ!」と言って喜んで帰りました。

◆胃潰瘍の人は、物が食べられないと悩んでいたのに、施療後はお弁当の赤飯に漬物を添えてパリパリ食べて帰り、その後も元気です。この人の即効性には驚きました。そればかりか、大阪に帰る途中で、焼肉もたらふく食べたと言います。

そして、孫娘が元気になってからのある日、孫娘と暮らす母方の祖母が訪ねてきました。

見ると、なぜか手袋をはめていて脱ごうとはしません。不思議に思って聞いてみると、「痛いんです」と言います。

私は、その手を取って手袋のはしをすこしめくってびっくりしました。両手の手首から先が真っ黒だったのです。なんでも、バケツや茶瓶を持っただけで、黒い皮膚がパリパリと割れて、血がにじんでくるので、力仕事は何もできないと言うのです。痛みもひどいので、一人で服も着られず、ご主人に着せてもらっているとのことでした。

そこで、越野先生に教えてもらって作っておいたオルゴン水と、オルゴン水用のリングを差し上げ、その使い方や作り方を教えました。

すると、帰宅後電話があって、その日のうちに田んぼに水をやりに行き、服も自分で着替えることができたと、お礼を言われました。うちからは車で一時間二十分ほどです。帰る道中、すがる思いで、オルゴン水に手を浸したのでしょう。

本当に不思議な水ですが、痛みを取っただけではなく、彼女との仲を、オルゴン水がつないでくれたような気がします。

オルゴンに助けられた話はまだあります。娘婿は、交通事故で右足の中指を失ったのですが、痛みが取れないというので越野先生に相談に乗ってもらいました。

その指のないところに越野先生がリングを近づけると、足全体がピリピリ震えるのを見ました。本人はあまりの痛さに失神状態でした。ずぶぬれと言ってもいいほど汗びっしょりになり、顔は真っ赤になっていました。

おそらく好転反応で痛かったのでしょう。それからは、足首用のリングをはめていれば、まず痛みは出なくなったようです。

私は病院の配膳係として働いていたので、患者さんの様子をつぶさに見てきました。もちろん、具合が悪いから入院するのですが、初めは結構元気そうなのです。ところが、三日くらいすると、寝ついて起きられなくなったり、歩けなくなったりするのです。

私の想像ですが、患者さんは入院すると、周囲のちょっとした音でさえ気になって眠れなくなるものです。患者さんが「眠れない」というと、睡眠導入剤なる飲み薬が出されます。注射の場合もあります。すると、朝になっても目覚めないことがあります。

私が朝食の膳を運んでもウトウトしていて食べず、昼ご飯を運んでいくころにようやく目覚める患者さんがたくさんいました。

ですから、私は、生活のリズムを飲み薬や注射で狂わせてはかわいそうだと思い、朝ご飯のとき、なるべく声をかけるようにしていました。

こんなことが続くうちに、患者さんはどんどん弱っていくような気がしてなりません。

私自身、何度もオルゴン療法で助けてもらいました。また、多くの人がやはり病から回復して喜ぶ姿を目の当たりにしてきました。どんなに不思議であっても、信じざるをえない、病院とは比較できない効果がオルゴンリングにはあります。

これからも健康を害して困っている人には、オルゴンリングを教えてあげたい気持ちでいっぱいです。オルゴンに出会って本当によかったと思っています。

体験ドキュメント 11

夫の余命一カ月の肝臓がんが消え、今は元気にジム通い！

――広島市　島原治郎夫人

【越野注】 今回の本のために過去の事例を調べなおしていたとき、肝臓がんから生還した島原治郎氏の奥様からの、印象深い電話録音が出てきた。私が島原氏に会ってオルゴン療法の指導をして差し上げた半年後のことだった。

許可を得て、その電話内容を収録させていただくとともに、今までも折に触れ紹介してきた島原氏の症例を、奥様の立場から語っていただいた。

【島原夫人からの電話　平成十九年一月ころ】

「半年前にお世話になった島原の家内でございます。もう本当に、なんとお礼を申し上げていいいか。去年の六月、主人が肝臓がんで余命数十日という状態で、越野先生のところへ伺いまして、おかげさまで元気にさせてもらいました。

病院の先生方も、皆さん本当にびっくりされて、主治医も自分がこの病院に来てから九年になるけれど、あんな末期がんがたちどころに消えてしまった例は今まで見たことがないと言っていました。

越野先生のところへ伺ったときもそうでしたが、主人は五分も一人では立っていることもできないほど衰弱していたのですから無理もありません。それが、帰りにはもう一人で元気に歩けるようになっていて、私もあのときは本当にびっくりしました。

今は自転車にも乗っていますし、スポーツジムに通えるようにもなりました。ぜひ、越野先生に主人の元気な姿を見ていただいて、会ってお礼を申し上げたいと思いまして、お電話させていただきました」

【越野注】 以下、島原治郎氏の肝臓がんが見つかってから回復するまでの顚末《てんまつ》を、詳しく島原夫人に語っていただいた。

夫に内緒にした肝臓がん

今から五年前の二〇〇六年（平成十八）、私の主人は余命三カ月の肝臓がんという宣告を医師から受けました。

桜の花の咲きはじめたころでしたが、主人は仕事中、激しいだるさに襲われ、立っていることができず、ソファに横になりました。

帰宅してからもその倦怠感は解消せず、目の前のテーブルに置いてあるテレビのリモコンを取るのさえ億劫で、体を動かすこと自体苦痛のようでした。

今まで経験したことのない倦怠感をかかりつけの医師に相談すると、「持病の糖尿病のせいでしょう」と言われました。

念のため検査をすることになり、入院したのが平成十八年の四月でした。ところが、CTスキャンを撮ってみると、すでに大きくなってしまった肝臓がんが見つかったのです。その腫瘍は肝臓の七〇％を占めるほどになっていました。

すぐに、大学病院に転院しましたが、「余命三カ月、この夏を越えるのは難しいでしょう」と、私と息子夫婦は告げられたのでした。

直接本人に告げられなかったのは幸いでした。長年連れ添えば、主人が意外に気の弱いところがある人だということはよく知っていましたので、自分ががんだということを聞かされれば、相当なショックを受けるだろうと思ったのです。

余命三カ月と知ったら、その三カ月も生きる意欲を失ってしまうのではないだろうかとも考えました。そこで、私は主人には内緒にしておくことに決めました。

大部屋にいてはほかの入院患者さんとの会話の中で、自分ががんだとわかってしまっては大変と思い、個室を取ることにしました。個室以外ではほかの患者さんたちと接する機会もなかったので、すこし安心できました。

また、主人には病状にしても治療法にしても、がんの知識が一切なかったようなので、腫瘍ができていると言われても、インターフェロンを使うということを聞いても、オデキのようなものができているというくらいの認識でいてくれたので、私としてはかわいそうだと思いながらも、かえって安心でした。

病院での治療は、抗がん剤としてインターフェロンを用いることになりました。

一回目の治療が終わり、様子を見るためにひとまず退院することになったその日、主人が、電気マッサージ器がほしいと言うので店に寄ると、その販売店にたまたま民間療法などに詳しい山田先生がおられ、主人の顔を見るなり血相を変えて近寄ってきたのです。

オルゴン療法で目の当たりにした不思議な現象

そして、主人の足をさわり、「この冷たさはまともではありません。このまま放っておいたらがんになってしまいますよ」と言い、オルゴン療法を紹介してくれることになったのです。確かに主人はこのころ、体重は39キログラムで、骨と皮だけでしたから、誰の目からも重病人に見えて不思議はなかったと思います。

ただ、オルゴン療法など主人も私も聞いたことがなかったので、半信半疑ではありました。でも、主人が余命幾ばくもないことを知らされている私はとても焦っており、もし万が一にも今よりよくなると聞けば、何にでもすがりたい気持ちがあったので、山田先生にオルゴン療法について次々と質問をしました。

しかし、主人は自分ががんだとは思っていないので、少しのんきなところがありました。私のほうは、山田先生が「このままではがんになってしまう」と強く指摘するたびに、話していてがんだということが主人にばれてしまうのではないかと思い、内心ハラハラとし、オルゴン療法のことは聞きたいけれども、その場を早く立ち去りたい気持ちもありました。

そして、山田先生から越野先生の話を伺い、紹介していただくことになったのです。越野先生のお宅へ伺ったのは六月ごろでした。医師に宣告されてから、すでに余命は一カ月足らずになっていました。

広島から松山まで健康な人ならそれほどの距離ではないかもしれませんが、とにかく主人は体がだるくて仕方がなく、フェリーに乗るための階段なども私が後押ししてやっとの状態でしたから、越野先生のところに着いたときは、本当にはるばる遠方からたどり着いたという形相だったかもしれません。

主人の顔を見るなり、越野先生はすぐに部屋に通してオルゴン療法の末梢施療をやってくださいました。ところが、凄まじい痛みを伴うと同時に目覚ましい回復をするというのがオルゴンの施療と聞きましたが、主人はまったく痛がりません。

じつは、痛みを伝える神経をはじめ、主人の末梢神経は完全に麻痺していたのでした。越野先生は、末梢神経を正常に戻すために、何度も何度も施療をくり返してくださり、やがて末梢神経からの指令は全身に通り、脳に達しました。

そして、痛みとともに、不思議な現象が起こるのを、私はこの目で見たのです。施療中、主人の体全体から白い粉がふき出てきました。とりわけ肝臓のあるあたりからは、紺色のTシャツが真っ白になるほど粉が出てきたのです。

まさか垢ではと思い、Tシャツを脱いで肌をこすってみると、次々と白い粉がふき出して、垢などというレベルの量ではないのです。強くこすればこするほど、粉がまるで煙のように舞い上がります。

主人も私もこれには驚きました。主人が「悪い細胞が死滅して、白い粉になってふき出しているのかなあ……」と不思議そうに言う間にも、さらに白い粉は増えていき、掃除機で吸い取らなくてはならないほど、モクモクと出てきたのです。

白い煙のような粉には驚かされましたが、施療後にもっと驚くことが起こったのです。越野先生のところに来るまで、主人は私に支えられながら、立っているのもやっとという状態だったのに、施療が終わったあと、すっくと勢いよく立ち上がり、近所を散歩したいと言い出したのです。

六月の蒸し暑い日だったのですが、身も心も軽く、気分は爽快そのもののようでした。また、活力が体の底から湧き上がってきて、そのエネルギーを発散したくてうずうずしているという感じに受け取れました。あとから聞いた話ですが、主人はこのとき、腫瘍がなくなったかもしれないと思ったそうです。

帰りのフェリーに乗るときは、来るときとは正反対で、階段は主人一人で楽々と上がり、景色を楽しむ余裕があったほどでした。

肝臓がんが消えた

十日ほど経ち、病院での検査の日が来ました。

なんということでしょう！　肝臓がんがほとんど消えているというのです。

主人はまだこのとき、肝臓がんだとは知らされていませんでしたので、単に腫瘍が消えたという認識でしたが、私は声を上げて小躍りするほど喜びました。

ちょうど一年が経った翌六月、主人の体重は39キログラムから50キログラムへと回復し、がんはほぼ完治したと言っていいほどに、ほとんどその痕跡は見られませんでした。

このようなことは、この病院では始まって以来のことだったそうです。主治医は「医者の常識では考えられない。ここに来て九年になるが、こんなふうに治る患者は見たことがない」と言っていました。

確かに、レントゲンやMRIなどあらゆる検査をして確かめても、肝臓がんはすっかり消えてしまっていました。したがって、インターフェロンも必要としなくなり、薬剤を注入するカテーテルも外すことになりました。

その後、がんに関するフォーラムが広島の中国新聞社のホールで開かれました。主人の主治医が講師になるというので、主人と二人で聞きに行きました。

主治医の発表題目は、「肝臓がんがきれいに治りつつある症例」というものでした。抗がん剤としてのインターフェロンや病院内での治療実績の公表です。

すると、話の内容、パネルに映し出される映像、どれをとっても主治医が説明している例に挙げた患者は、主人のことだと私にはすぐわかりました。

いいえ、私だけではありません。主人も「わたしかな？　わたしかな？」と、あまりにも自分の症例に似ているので、思わず私に聞いてきました。私は白を切るしかありませんでしたので、「この（パネルの）人はがんだったんだから違うでしょ」と逃げました。

その後も同じようなフォーラムが開催され、そこでも同じように主人の例が報告されていました。

医者のみならず、医療業界にとって主人の症例が、どれだけ衝撃的、奇跡的なものであったかがわかります。今後も、ことあるごとに主人の症例は語り継がれることと思います。「インターフェロンがここまで効いた」という例として。

もちろん、インターフェロンがまったく効かなかったということも言えません。医師も看護師も本当に一生懸命にやってくださいました。

しかし、明らかに越野先生のオルゴン療法で施療していただいた瞬間から、信じられないほど元気になり、あれほど大きかったがんが病院で消えていると言われたのですから、回復の原因がオルゴン療法であることは間違いありません。

ただ、私が病院側に、主人はオルゴン療法で治りましたと言えばどうなるのでしょうか？　病院側が、「そうですか、それでは病院でもがん患者にはインターフェロンをやめて、オルゴン療法に切り替えましょう」と言う可能性は限りなくゼロに近い気がしますし、また、今後も患者として、検査などでお世話になっていくつもりである限り、まだ率直にオルゴン療法のことを話せる雰囲気ではありません。

入院中も、オルゴンリングを使用していましたが、看護師さんたちには、肩こり解消の磁気リングだと言っていました。

それからというもの、主人と同じ病気で困っている人がいれば、オルゴン療法を勧めずにはいられません。私の友人のご主人がやはり余命一カ月と聞き、山田先生に連絡をとって診ていただけることになりました。ところが、ご主人は怖がってしまい、診てもらうことを躊躇している間に亡くなられてしまったのです。

思い出すのは、その後ときどき病院に行くとお見かけした、同じような症状のご夫婦のことです。ご主人の顔色が会うたびに悪くなるのを心配していました。私たちはどんどんよくなっているのに、病院の中でもあり、オルゴンのことをお勧めすることもできずにいました。

最近では、たまに病院へ行っても、そのご夫婦とは会わなくなってしまいました。もしかしたら、助からなかったのではないでしょうか。勇気を出してオルゴンを教えてあげればよかったのにと悔やまれてなりません。

たくさんの人にオルゴンを知ってほしい

主人のがんがオルゴン療法によってすっかりなくなった一年後の六月、私たちに悲しいできごとが起こりました。

息子が仕事中に心臓が停止して亡くなってしまったのです。もともと心臓が悪く、二十歳のときに弁を替えましたが、それから二十四年間弁を取り替えていませんでした。

というのも、亡くなる三日まえに心臓専門の病院で検査を受け、そのときは異常がないという診断だったのです。亡くなったその日は、朝元気に仕事へ出かけ、結局そのまま帰らぬ人になってしまいました。

越野先生からも、「早く息子さんも連れてくればよかったね」と言われました。

私もあとから何度そう思ったかわかりません。まるで、主人と息子の生死の道が入れ替わったような気がしました。

オルゴンのような素晴らしい療法があっても、その恩恵に浴することができるのは、ほんのわずかな人たちだけです。未知なるもの、不可思議なものには誰しも二の足を踏んでしまうのは仕方がないことです。

でも事実、主人は余命数十日という宣告を受けていたのにもかかわらず、まるで何事もなかったかのように元気に暮らしているのです。

オルゴン療法が広まるには、医療に携わる方たちの見識に大きく左右されると思います。どうか広い心で、患者の幸せがいったいどこにあるのかという本質を見抜いていただければ幸いです。

最後に、主人が自分の病気ががんであったということを知ったのは、保険の書類に主人本人の署名が必要だったことから、記入してもらった書類の病名欄に書かれた「肝癌」という文字を見たときでした。

自分ががんだとは疑いもしない主人でしたが、発病してから完治するまでの一部始終を思い返すにつけ、完治したときの医者の驚きよう、家族の喜びようが、やっと理解できたのでした。

主人も、越野先生、オルゴン療法に感謝するのはもちろんのこと、家族の思いやりにも、そして何よりも健康であることは本当にありがたいと身にしみて感じ入ることができたのです。

二〇一〇年七月、今回の本のこともあり、久しぶりに越野先生にお目にかかりました。相変わらず元気な主人を見て越野先生は、自分のことのように喜んでくださいました。

そして主人が、「最近、眠っているとき、ときどき足が急に跳ね上がることがあって気持ちが悪い」と訴えますと、先生はそこがレストランだったのに、いきなりオルゴンリングを取り出し、「ここをこう、こするといい。ここに小さいリングを貼るといい」と、あたりをはばからずに施療を始めてしまいました。

ほかのお客さんやウエーターさんがいるので、ハラハラしましたが、先生は一向に気にしません。そして、「明日か明後日には必ず治ります。賭けてもいいですよ。お電話ください」と言います。そして、翌々日には本当に足の跳ね上がりはなくなり、またしても「賭けは先生の勝ち」と、主人は感心することしきりでした。

体験ドキュメント 12

二十年治らず宮司業が辛くなった腰痛が、一日で消えてもう六年も大丈夫！

——愛媛県 浅海宜英

十代のころに痛めた腰が四十代になって椎間板ヘルニアに進行

私は今年、五十五歳になりますが、最初に腰を痛めたのは高校生のころでした。インターハイで優勝したこともある強豪校でボート部に所属し、相当ハードな練習を積み重ねるうちに腰に無理がきてしまったのです。

高校三年のときには腰痛がかなりひどくなっており、競技の一線からは退くことになってしまいました。ただ、当時は若く、柔らかい筋肉が腰を支えていたのでしょう、日常生活にはさほど支障はありませんでした。

私の家は代々、神社の宮司を務めています。私も父の後を継ぐことは決まっていたのですが、二十代のころは、家の手伝いをしながら運送会社に勤めていました。

ところが二十九歳のときに、トラックのてっぺんから転落し、コンクリートの床で腰をしたたかに打ってしまったのです。不幸中の幸いと言うべきか、腰は強く打っただけで骨折は免れたのですが、左の股関節を骨折していました。

その痛みは尋常ではなく、病院では、半年間はギプス、半年間はリハビリで、一年間の入院が必要だと言われました。実際は患部をさらしで巻いて固定し、三カ月ほどで何とか骨はくっつき、歩けるようになりましたが、このころから毎年のようにぎっくり腰になるようになってしまいました。冬場の冷えなども、関係していたと思います。

そうこうするうちに、徐々に腰の激しい痛みが慢性的になり、歩きづらくなってきたかと思うと、だんだん両足が痺れてきました。病院に駆け込み、レントゲン検査をしたところ、腰椎の三番と四番が飛び出ている。椎間板ヘルニアという診断が下され、即、入院ということになりました。

しかし、状態は悪化するばかりでした。そのうち両足の感覚がなくなっていき、足が完全にだらんとぶら下がっているような感じになりました。もちろん自力で歩くことなどできず、松葉づえでやっと前に進めるくらいで、ついには車いす生活になってしまったのです。

整体で歩けるようにはなったものの、完全快癒にはつながらず

病院からは、大学病院で腰の手術をすることを勧められました。しかし「一〇〇%治るのですか」と聞くと、「そうとは言い切れない」と言います。それなら手術は嫌だと思い、入院して一カ月半くらい経ったころから、病院を抜け出して整体やマッサージに通いはじめました。

病院では、飲み薬も注射も痛み止めばかりで、しかも一日効けばいいほうです。よくある腰の牽引治療もされましたが、これも所詮は対症療法で、根本的な治療とはとうてい思えませんでした。だから、独自の判断で整体やマッサージに通っていたのです。

入院して三カ月くらいで徐々に足の感覚は戻り、松葉づえがなくても歩けるようになりました。痛み止めと牽引でそこまで回復するはずはありませんから、これは整体とマッサージ、とくに柔道整復師の治療のおかげだと思っています。

その後、整体とマッサージには四年ほど通いました。しかし、やはり一時的に痛みが治まるだけで、一日、二日経つと、また元の痛みがぶり返します。定期的に通いながら、だましだまし、生活しているという感じでした。

そのころには、とっくに家業を継いでいたのですが、神主が行う儀式というのは、じつは立ったり座ったりが多く、腰に負担がかかるのです。

でも、神主に代わりはいませんし、神聖な儀式の途中に神主が腰痛で退席、など絶対に許されません。突然、腰に激痛が走っても我慢してやりとおしました。表向きは涼しい顔をしていても、脂汗をかきながら何とか乗り切る、ということが続きました。とくに四十代も後半になると、筋力の衰えなども手伝って痛みは増すばかりですし、どんどん背筋が曲がってしまって、儀式の作法もやりにくくなってきました。

さすがに限界を感じ、何とかしなければと思いはじめたころに、同業の方に勧められたのが、オルゴン療法だったのです。

曲がっていた背筋がまっすぐになり、痛みも嘘のように消えた

その方に連れられて、初めて越野先生のところに伺ったのは、五、六年前のことです。

先生はまず、私にまっすぐ立ってみるように言いました。まっすぐ立つ、といってもこのころはかなり背筋が曲がっていたのですが、とにかく先生の目の前で立ってみせました。するると先生は、私の体のあちこちを指差し、「これもこれも、末梢と深いかかわりがある」とおっしゃいます。

それから、末梢施療が始まりました。施療に入る前、先生に「かなり痛いのですが、覚悟はできていますか」と聞かれました。痛いということは紹介してくれた方から聞いていましたし、この腰の痛みがなくなるならどんな痛みも耐えると、覚悟は決めていました。

まず足先をこすられると、すぐに指先が真っ赤になり、温かくなりました。

じつは私の足は、季節に関係なくいつも冷えていました。腰痛のせいで血流が悪くなっているからだろうとは思っていましたが、それが、足先をこすられてすぐに温かくなったのです。確かに末端をこすられるのはとても痛かったのですが、それよりは、ぽかぽかとして気持ちよかったという印象のほうが強く残っています。

一時間ほど足先をこすったあとに、一度、先生から立ってみるように言われました。

すると、いつもは腰をかばいながらおそるおそる立ち上がり、痛みがあるときには何か

につかまらないと立てないのですが、驚いたことに、このときは何の痛みもなくすんなりと、しかもまっすぐ立つことができたのです。そうして合計五時間ほど、途中で休憩を入れながら全身をこすっていただき、施療は終わりました。

その翌日も痛みがぶり返すことはなく、以来、五年間、調子のいい状態が続いています。今、使っているのは、腰用リングに加え、足首、手首、鼻用、耳用です。とくに腰が悪いので、腰用は二重につけています。

鼻用は、風邪の引きはじめなどに効果てきめんです。つけると鼻水が大量に出て、出きってしまうと、あとはすっと楽になります。耳用は、三年ほどまえにめまいで倒れ、耳鳴りと難聴の症状が出るようになってから、つけるようになりました。これも、つけてすぐあとに症状が治まり、再発することもありません。

結局、越野先生の施療を受けたのは、あの一回だけでしたが、仕事で無理をしたときなど、痛みが出そうだと感じたときには、すぐに自分でリングを使ってこするようにしています。具合が悪いときは寝がえりも打てないくらいでしたが、おかげで、今では痛みで目が覚めることもなく、熟睡できています。

思い返せば、私は高校生のころから二十年以上も、腰の痛みに悩まされてきました。それがすっかりなくなったのですから、本当に感謝しています。

オルゴン療法は確かに痛みのある治療法です。しかし、腰の痛みに比べれば、治すための痛みくらい、いくらでも耐えられます。そして、真の医療とはいったいどのようなものかと、考えるようになりました。

知人のがん、息子の肺炎にも

オルゴン療法のよさ、効果の高さは、私自身が実体験しましたので、機会があれば人にも勧めています。

たとえば、私より五歳ほど年下の友人は直腸がんの手術をしたあと、抗がん剤治療に切り替えたのですが、吐き気などの副作用に相当苦しんでいました。そこで彼の腰まわりのサイズを聞いて腰用のオルゴンリングを取り寄せ、水用のリングといっしょに思い切って彼に渡してみました。いくら私がいいと思って勧めても、当然、決めるのは本人です。その前提で「抗がん剤で死ぬか、オルゴン療法で生きるか」と伝えました。

結局、彼は、抗がん剤はすべてやめてしまいました。自分の体が明らかに求めていないものをこれ以上体に入れるのは、嫌だと思ったのでしょう。今は腰用のオルゴンリングを使いながら、オルゴンリングで浄化した水を毎日飲んでいるそうです。抗がん剤を投与されていたころとは打って変わって顔色もよくなり、気分もだいぶいいということです。私もオルゴン療法を勧めた以上、彼のことはずっと見守っていきたいと思っています。

もう一つ挙げれば、私の息子の例があります。

五年ほど前、息子はまだ中学生だったのですが、ひどい風邪のような症状が出たことがありました。病院に連れていくと「肺炎だ」と診断されたのですが、私は直感的に病院に入院するより、越野先生に診せたほうがいいと思いました。私の場合は腰でしたが、入院してもどうしようもないという不信感は不動のものになっていましたから。

そこで息子に、「越野先生のところに行ってみるか」と聞くと、「連れていってくれ」と即答でした。高熱が出てかなり辛かったからでしょう。急いで先生に連絡を取ると、すぐに診てくださるとのことでしたので、連れていきました。その帰りには、熱も下がり、鼻も通って、行きの道中とは見違えるほど回復していました。その後、医者にかかることもないまま、すぐに元気になりました。

世の中は、まだまだ西洋医学傾倒が強く、オルゴン療法のような民間療法、自然療法は、うさんくさい目で見られることも少なくありません。でも、私の腰といい、知人のがんといい、息子の肺炎といい、病気が本当に回復してしまうというのが、何よりの証拠です。

神主の仕事には、いわゆる「定年」はありません。これからもオルゴン療法で腰をケアしながら、元気に年をとっていきたいと思っています。

体験ドキュメント 13

乳がんの転移で動かなかった足にオルゴンの奇跡

――岡山県　塩見明子

私は六十代になるまで、岡山で、客席数九十ほどのレストラン喫茶を夫と経営していました。おかげさまで、従業員の方やお客様に恵まれて、充実した人生を送っておりました。

ところが、忘れもしない平成九年六月四日、七十六歳の母が脳出血で倒れ、それ以後、平成十八年九月三日に亡くなるまで、一生懸命母を介護する毎日でした。

最初、先生は、「ＩＣＵを出ても意識が戻らないかもしれないし、仮に戻ったとしても多分植物状態になると思われるから、今から三カ月先に退院したときの受け入れ先の施設を探しておくように」と言われました。しかし、おかげさまで、こちらの話すことは全部理解してくれましたので、お互いの意思疎通に支障はありませんでした。

そこで、平成十年一月七日に退院してからは自宅に引き取り、私の全エネルギーは母の介護に向けられました。それもこれも、優しい主人や子どもたちに囲まれていればこそできることでした。

このような状態ですので、もちろん私は仕事を離れていましたし、これからも戻れないと思い、主人に、「今までよく働いてきたので、もうお店を閉めてはどうでしょうか」と提案しました。主人も快く賛成してくれましたので、キリがいい平成十五年十二月三十一日に閉店しました。

母の世話に生きがいを感じ、平穏無事に日が過ぎていったのですが、ある日、私は左乳房のしこりに気づきました。しかし、痛いなどの違和感はなく、友人同士の話の中で、勝手に乳腺症と決め、相変わらず母の介護に打ち込んでいました。

ところが、平成十七年のある日の朝、乳首の周囲が五センチ近く赤くなっていて、これは絶対に病院に行かなくては、と市内の病院に出かけました。そこで医大の教授を紹介していただき、そこでの診察の結果、乳がんとの診断を下され、しかも、すでに末期のステージ四、骨への転移もたくさんあり、手術はできないという状態でした。

母を置いての入院はできませんから、それはかえって好都合であり、私は、抗がん剤の点滴を受けながら、自分でできる代替療法を試みていました。すると、次第に症状も消え、完治しないまでもがんの悪化は食い止められました。体調にも変化はなく元気で、私は、自分ががんであることをほとんど忘れているような毎日でした。

そして迎えた母の死。野辺の送りを済ませて我に返れば、私はやはりがん患者です。それでも、今まで以上にアンテナを高く上げ、情報を集めてよき出会いを重ねながら、元気に過ごすことができました。

そして、平成二十年七月、私の中で、再び仕事の虫が動き出し、以前のレストランを使って新しい仕事を始めました。一生懸命頑張っていたのですが、自分の身体のことがおろそかになり、平成二十一年十二月、足が動きにくくなってしまいました。

骨の転移がんが大きくなって脊髄を圧迫しているのが原因だからと、放射線治療を勧められたのですが、私はそれが嫌でボイコットしました。

主治医からは、「そもそも、手遅れの状態だったのに、何年も元気でおられたことがラッキーだったのだから……」などと、家族ともども叱られました。私は、「放射線治療を受けますが、二週間だけ先に延ばしてください」とお願いし、指示どおりに入院の予約をして退院しました。

さあ忙しい、二週間で放射線治療は必要ないということを認めていただかなくては……。私は、一生懸命頑張りました。そして二週間後、主治医の先生は、机の上の受話器を取り上げると、放射線の担当医に治療を断る旨を伝えてくださいました。

ところが、今年の八月、またまた、足の調子が悪くなり、入院する羽目になって、今度ばかりは放射線治療を受け入れてしまいました。しかし、結果は思わしくなくて、治療を受けるたびに足が動かなくなりました。

しまいには、足の指先まで自分の意志ではまったく動かせなくなって、股関節から下は、二本の丸太がつながっているだけというような情けない状態で、トイレをはじめとして何をするにも看護師さんの介助を必要とするようになりました。

七十年近い人生で、私は初めて、落ち込むとはこういうことなんだなという体験をしたのです。私は生来の楽天家で、いつもどんなことがあっても、「このことがきっといいことにつながる」と信じて生きてきたのですが、今回ばかりはそうは思えませんでした。
四、五日間、そういう日が続き、今までは車いすでも、ヨイショ、ヨイショとお掃除をするのが日課だったのですが、その意欲もなく、ベッドの中で落ち込んだままでした。
そんなあるとき、フッと、ある思いが、心にストン！　と入ってきたのです。それは、「ああ、これは大きな大きな神様の私に対する愛だったのだ」という思いでした。このくらいのことがないと、私はしっかりとがんに対して向き合えなかったのだ!!

そのことに気づかせていただいたとたん、グッとこみあげてくる熱い感謝の思いがいっぱいで、涙が止まりませんでした。すべてのことがありがたくて、すべてのことに感謝でいっぱいでした。記念すべき十一月七日夜十時のことでした。

その翌日から、さあスイッチが入りました。モグラたたきではなくて、私のがん対策を頑張ろうと——。甘いものも絶対やめよう、私にできるよいことはすべてしようという意欲も出て、固い決心を致しました。

幸い、主治医のドクターは、いいと思うことは何でもすればいいと、たいへん理解のある方で、本当に私は幸せでした。

オルゴン療法と出会ったのはそんなときでした。友人が私のことを心配して、パソコンメールでがん攻略法を送ってくださった中にあったのです。

早速注文し、翌日には届いたのですが、実際を知らないし、使い方もよくわからないので、購入元に電話をしました。すると、女性の方が出られて親身に話を聞いてくださり、この療法に詳しいドクターがいますからと、小松健治先生を紹介してくださいました。先生はきちんと教えてくださり、私はオルゴン療法をぜひ受けたいと思いました。

小松先生に、岡山でこの療法をしているところはないでしょうかとお尋ねしたところ、早速開発者の越野先生にご連絡をしてくださったようで、なんと越野先生ご本人が、夜電話をくださったのです。

本当にびっくりするやら、感激するやらの私に、越野先生は、懇切丁寧にいろいろと長時間教えてくださいました。越野先生のご指導は、じつに細やかなものでした。

まず、動かなかった足のうちの、左足にリングをはめてもみ回しをするようにと言われました。足首の一番細いところからはめて、ふくらはぎの止まるところまでもみ回しをしながら、リングを上げていきました。

越野先生は「どうですか、何か変化はないですか?」とおっしゃいます。私は「え? 今はめたばかりなのに」と思いながら左足に触れてみました。すると、何か汗ばんでいるような感じがしました。

先生は、「ああそうですか。それはよい兆候です。きっとまた歩けるようになります」と嬉しそうに答えてくださいました。右足にも同じようにはめて同じようにしたところ、あれだけ重くてビクともしなかった足が、わずかですが動いたのです。

さらに、放射線を浴びた左乳房の硬いしこりに貼り付け用リングを貼って、指先で五百円玉くらいの円でもむように言われました。これも、一分もしないうちに変化があって、しこりが柔らかくなってきました。先生は「必ず歩けるようになります」と――。

嬉しくて嬉しくて、「ありがとうございます」の言葉も涙がこみ上げて満足に言えない私でした。

その後、越野先生が紹介してくださったオルゴン療法師の渡邉義夫先生が、病室（個室）に来て、丁寧なオルゴン療法をしてくださいました。その結果、足の状態はさらに改善され、ベッドの上で寝返りも楽にできるようになりました。

十一月十六日、渡邉先生の施療の最中に、主治医が顔を出してくださり、翌日「どうだった？」と部屋をのぞいてくださいました。足が動いて寝返りができるようになったことなどを報告させていただきましたら、「よかったね、続けなくてはね」と――。

二十二日には、越野先生の施療を受ける幸運に恵まれ、二十三日に、八月十二日以来、三カ月ぶりに我が家に帰り、翌日病院に戻りました。二十四日は最初に診ていただいた教授の回診日で、私の「足が動くようになったんですよ」の報告に、「足を見せて」と言われました。

動かしてみせると、教授は、「よかったよかった、足が動くようになって何よりだ」とたいへん喜んでくださいました。主治医も、「オルゴン療法だよね」とそばから言葉を添えてくださり、本当に嬉しい一日でした。

そして、二十七日、無事に退院しました。二本の重い丸太でしかなかった両足が、今ではどんどん自分の意志が通じる自分の足になってきています。こんな当たり前のことが、これほど嬉しいとは思ってもみませんでした。

そして二〇一二年の年が明け、体調もよくすがすがしい新年を迎えることができました。痩せ細っていた足にも肉がついてきて、最初は五、六歩、そして一月末には四十〜五十歩くらいまでは、支えなしに歩けるようになりました。

オルゴン療法は、リングを両足首と腰にはめ、主人に毎日四十分ほど末梢刺激をしてもらっているだけで、ほとんど痛くないのですが、越野先生は、「痛くなくても、その人、その症状にあったリングを使えば、それで十分効果は出ますから、それならご自分でもできますよね」とおっしゃっていました。

このことを含め、オルゴン療法に出会う前の私と今の私では、天と地の違いで、このご縁をいただいた喜びは言葉に言い表せません。いろいろな療法を試みてきましたが、これほど劇的な体験をしたのは初めてで、本当に感謝の思いでいっぱいです。

●体験ドキュメント14

自分を救ってくれたオルゴン療法に一生を賭ける決意

――神奈川県　大原和幸（療法師）

回り道の末に出会ったオルゴン療法

今はオルゴン療法の療法師となっている私ですが、思い返せばここまでくるのに、ずいぶんと回り道をしたなと思います。

もともと西洋医学ではない、いわゆる代替医療といわれるものには、高校生くらいのころから関心がありました。ただ、そのときはすぐに職業として代替医療の道に進むわけでもなく、とにかく親から独立したい一心で、そのためのもっとも近道となるような大学に進みました。

大学を卒業して、船に乗る仕事に就きました。五十六歳の誕生日に早めの退職を迎えるまで、数年の陸上勤務もあったものの、基本的には海一筋です。しかし、そのせいでつねに体の不調とは隣り合わせでした。

まず出たのは、不快な咳です。ひどいときには三カ月間も咳をしっぱなしという感じでした。結核のような咳でしたが、病院でレントゲン、ＣＴ、血液検査とひととおり検査しても「異常なし」と言われるだけでした。

咳の次に出たのは、体の異常なこりでした。運動やストレッチをしてもまったく治らず、背中は鉄板のように固くなっていました。このときは気功整体にかかり、それなりに改善しました。これはいいと思い、自分でも気功整体とリンパ療法を習いはじめました。

じつは、このころすでにオルゴン療法のことは知人を通じて知っていたのですが、まずは習っていた気功整体とリンパ療法を習得したいと思い、あえて見過ごしていました。一つのことをまっとうしてからでないと、次に進めない性分なのです。

そんな中、その翌年あたりから、また例の咳が出はじめまして、このときに初めて病院で「非定型抗酸菌症」と診断されました。聞きなれない病名だと思いますが、これは、とにかくそこかしこにある菌が、疲労などで体が弱っているときに肺に入り込んでしまう病気です。肺のCT写真には、シャープペンシルでつついたような点が無数にありました。

ところが、どうやったら治るのかと聞くと、「これといった治療法はなく、数種類の抗生物質を飲んでみるしかない」と言うのです。

結核菌より弱い菌だというのに、これはおかしな話だと思いましたが、医者が言うには「結核は国民病だから、各国総力を挙げて薬を開発するが、あなたの病気は結核ではないし、人にも感染しない。だから特効薬は開発されていない」ということです。納得できるような、できないような、でもやはり、理不尽な答えだと思いました。

さらに理不尽なことには、処方される薬を飲みつづければ、その副作用で肝臓がやられ、いずれ肝炎になるというのです。しかし薬を飲まなければ、人には感染しなくても咳がずっと続くので体力を消耗し、十年後には喀血して死ぬかもしれない。「肝炎か、喀血か」という究極の板挟み状態の中で、仕方なく、肝臓の数値を見ながら抗生物質を飲むことになりました。

医者の言ったとおり、薬を飲みはじめて半年くらい経ったころから、肝臓の数値がどんどん悪くなりはじめました。肺のCTを撮ったら非定型抗酸菌症のほうはほぼ治っているようだったので、薬をやめて入院しました。といってもただ寝ているだけです。

医者は、はっきりと「これは薬の副作用だ」と言いました。正直に言ってくれたことには感謝していますが、それでも「この肺の病気に二度とかからないためにはどうしたらいいのか」と聞いても、答えられないのです。これが西洋医学の限界かと思い、ますます代替医療への熱が高まりました。

目に見える健康、目に見えない健康

入院して半年ほど経っても肝臓はよくならず、このままだと「急性肝炎から慢性肝炎、肝臓がん」という道をたどると言われました。しかし西洋医学ではほとんどなすすべもないようだったので、まずは漢方薬を頼ることにしました。

郷里の有名な漢方医を訪ねると、「もっと早く来れば三カ月で治ったのに」と言いながら、漢方薬を処方してくれました。これが奏効して、一年ほどで肝臓の数値は正常値に戻りました。医者は「奇跡だ」といって喜んでくれましたが、私自身は、じつは、どうもすっきりしないままだったのです。

健康には、目に見える健康と、目に見えない健康があるように思います。数値がよくなったのは目に見える健康であり、それはそれで基準としてはいいのです。ただ、あくまでも数値は統計的なもので、個体を見ずに全体を見て勝手に設けられたものです。

私には、目に見えない健康、もっと言えば「本当の健康」のほうが、まだまだという感じがして仕方ありませんでした。漢方薬を飲み、リンパ療法も自分でやってみたのですが、いくらやっても「体調万全」という確信が、一向に得られない。どうもすっきりしない状態が続きました。

そのころには、まずは極めようと思っていた気功整体もリンパ療法も、ひととおり身についていたので、改めてオルゴン療法に注目しました。本を読んでみると、目からうろこが落ちることばかりで、すぐにでも越野先生に会いたいと思いました。

ようやく念願叶って、四国の越野先生のところで研修に参加すると、さっそく先生が「じゃあちょっとやってみましょうか」とおっしゃったので、私は自ら手を挙げました。

最初の末梢刺激の痛さといったら、尋常ではありませんでした。体がこわばってはいけないと思い、タオルをくわえて痛みに耐えました。

さんざん痛い目にあったわけですが、通常ならすぐに末端が赤くなるのに、私はなかなか赤くなりません。それでも徐々に冷え切っていた足の先がピンク色に紅潮し、ぽかぽかと温かくなりました。ところが、先生は「これで三割くらいかな」とおっしゃるのです。そういうことを正直におっしゃる先生に感激しつつ、同時に「数値的には健康でも、やっぱり本当には健康じゃなかったんだ」と実感しました。

今は、基本的に首、両手、両足、腰にリングをつけ、毎日、日替わりで末梢刺激をするようにしています。月曜日は両足、火曜日は両手、水曜日は胴体……といった具合です。おかげでようやく「目に見えない健康」を手に入れつつあると実感しています。

研修に伺ったときには、一般の患者さんの施療も見学させていただきました。その患者さんは乳がんで、当時は病院の治療は一切していないということでした。そのため乳首は真っ赤に腫れ上がり、それに対して乳房はぺたんこになっていました。

越野先生は、基本の末梢施療を丁寧にされたあと、リングで患者さんの胸をこすりました。するとすぐに乳房がふっくらと盛り上がってきたのです。

その後、オルゴン龍を乳首に向けると、また驚くべき変化が起こりました。真っ赤に腫れ上がっていた乳首が、きゅっと縮んだのです。そうして乳首のまわりをまんべんなくリングでこすると、じわじわと出血し、続いて白いリンパ液が出てきました。施療が終わったときには、乳首の腫れがゆうに三センチくらいは縮まっていました。がんの患部をたった一度の施療で小さくしてしまうなんて、本当にすごいと思いました。

けっして「延ばす」ことはできない寿命を、せめて「太く」するお手伝いを

オルゴン療法に触れるまえに、私は、気功整体、リンパ療法、さらには解剖学から赤ちゃん整体まで、さまざまな代替医療や医学を渡り歩きました。そのうえでオルゴン療法に触れたので、すぐに「これは本物だ」とわかったのです。おそらくこれだけいろいろと経なければ、私はオルゴン療法を「ただ痛いだけの療法」として片付けていたことでしょう。回り道にも、それなりに意味があるのです。

越野先生に恩返しするためなら何でもやりたい気持ちですが、やはり最大の恩返しは、オルゴン療法をもっと広めるお手伝いをすることなのだと思います。

現在、私は、生活の主たる糧は別の職業で得ながら、オルゴン療法師として患者さんに施療を行っています。先に触れた乳がんの患者さんも含め、先生に紹介された患者さんを診るために、京都にも週に一回、通っています。

といっても、私が「治療して治す」という意識はまったくありません。なぜなら、オルゴン療法のいいところは、患者さんの心を開き、解放してあげることができるという点であり、私はオルゴン療法を通じて、患者さんが自分の体と心に正直に向き合い、「自分で

自分を治す」きっかけを与えているにすぎないと思うからです。

ですから、本当に重症で、本気で治りたいと思っている方、ちゃんと自分でも施療するつもりのある方にしか、施療していません。

極端に言えば、私は、施療者の治療だけで病気が治ることはない、とまで思っています。

そもそも人の体を、施療者が治療して治してあげるという考え方自体、とんだ思いあがりではないでしょうか。誰であれ、自分の体を一番よい状態に治してあげられるのは、自分なのです。何もそれを啓蒙したいということでもなく、すべての患者さんは、すでにその答えを知っている、本当は気づいているということを、改めてお知らせしたいだけです。

おそらく、人の寿命というのは予め決まっており、何人たりとも延ばすことはできないのだと思います。与えられた寿命を、細くまっとうするか、太くまっとうするか。私は、少しでも太くするお手伝いをするために、オルゴン療法を広めていきたいと思っています。

体験ドキュメント 15

治療師として何人もの重症者を治し、確信を得たオルゴン療法

――東京都　渡邉義夫（療法師）

治療師は、幼いころからの夢

私は現在、気功整体などの代替医療と組み合わせてオルゴン療法を施療しています。

人に触れて体の不調を治すという職業には、じつは子どものころから憧れがありました。『北斗の拳』という漫画に登場する、触れただけで人を治してしまう人物に子どもながら感銘を受けまして、いつかそういうことができるようになりたいと思っていたのです。

そのため、オルゴン療法と出会うずっと前から、ストレッチやマッサージなどを人にしてあげるのが好きでした。高校ではバレーボール部に所属していましたが、練習まえとあとに二人一組でやるストレッチは、みな私とやりたがったものです。自分一人でもアフターケアは念入りにやっていたので、怪我のないこと、体を壊さないことが自慢でもありました。

ところがあるとき、膝を壊してしまい、プロの施術家の先生に診てもらうことになりました。その方は、プロ野球の選手も診ているという評判の先生だったのですが、正直、満

足できる効果は得られませんでした。

そうこうするうちに、将来を考える時期になりました。通っていた整骨院の先生から、「もしこういう仕事をしたいなら先生を紹介する」と言われたこともあったのですが、何となく、まだその時期ではない気がして、地元に戻って治療とはまったく関係のない仕事に就いたのです。エレベーターの設置が、主な業務でした。

ところが就職して少し経ったころから、体のあちこちが一気に不調を訴えるようになったのです。同僚からは、肉体労働で体を動かしているのに、どうして体がこるんだといぶかしがられましたが、肩こり、首こりがひどく、とにかく疲れが取れません。

朝は、しばらく妻に足の裏を踏んでもらわないと、ちゃんと起きられないという有様です。それから花粉症もひどく、顔も一気にニキビが増えるなど、不調だらけでした。

原因をつきとめようにも、病院では「よくわからない」と言われ、ただ、「このまま行けば、四十歳くらいで脳梗塞になるよ」と脅されるだけです。

病院で治してくれないのなら、自分で治すしかない。小さなころから憧れだった職業が、にわかに現実味を帯びたのは、このころのことです。世の中には自分のように困っている人はたくさんいるはずで、その人たちの力になりたい、という思いも、強く働きました。

ついに治療師の道へ、そしてオルゴン療法との出会い

まず習ったのは、リンパ療法というものでした。たまたま新聞で無料セミナー開催の記事を目にして行ってみたのです。セミナーを受けてみると、まるで今まで体験したことのないような技術で、瞬時に体が楽になるのがわかりました。これでいろいろな人を救いたいと、決心しました。

ただ、その療法には一つ、決定的な難点がありました。たいへん高価なのです。その組織でもオルゴンリングのようなリングを売っていたのですが、古くなったら買い替えるといったレベルの値段ではありません。治療費も高額で、ひととおり受けようとすれば車が一台買えるほどの値段になってしまいます。

それに加えて、整体の限界を感じてもいました。首や肩、腰の不調であれば整体でも治るでしょう。しかし私は、それ以外の、いわゆる難病や重病で本当に困っている人も、西洋医学に頼らず治せる技術がほしかったのです。

そんなときに、その整体の学校では後輩に当たるあるおじいさんが、私のところにオルゴンリングを持ってきたのです。「使ってみてよ」と言われて手に持った瞬間、ばーっと何かが走るのを感じました。「何だこれは!?」と思いました。

そして、こんなにいい波動のものは自分よりもまず人に試してみたいと思い、ある患者

さんの恥骨に当ててみたのです。東洋医学で、恥骨は生きる源とされているからです。すると、患者さんの中でももっとも重症だった方が、「先生、悪いことは言わない。これはずっと使っていったほうがいいよ」とおっしゃったのです。驚きましたが、その後、さまざまな体のポイントにオルゴンリングを当ててると、本当に気持ちよさそうにするのです。

家に持って帰ると、今度は妻が自分の顔にリングをつんつんと当てながら、「パパ、これは絶対にいいものだから使ったほうがいいよ」といいます。それなら自分も体験してみようと思い、妻に体のポイントを教えて当ててもらいました。その瞬間、自分が追い求めていたのはこれだと、確信したのです。

その後すぐに、リングを持ってきてくれたおじいさんに聞いて、さっそく、リングをくれたという合気道の先生を訪ねました。そこで初めてオルゴン療法を受けたわけですが、指先をこすられただけなのに、あまりの痛さにもんどり打って倒れてしまいました。

思い返せば、そのころ、かなり糖質と肉食に偏った食生活をしていて、野菜もあまり食べていませんでした。調子を崩して当然だったのです。ものすごい痛みを経験して、その当たり前のことにハッと思い至りました。

まだ越野先生にはお会いしていませんでしたが、自分でも効果が実感できたので、以来、オルゴン療法を取り入れるようになりました。でも、日に日に越野先生に直接お会いして、お話を伺いたいという気持ちが募ります。そして三年ほど前、仕事で広島出張をしたときに、ついにお会いすることができました。

オルゴン療法を治療に取り入れて数年経っていたので、そのころには症例もだいぶ溜まっていました。私の末梢施療でよくなった患者さんのことを先生に話すと、先生は満足そうにされ、「すべての病気は末梢だ」とおっしゃいます。そのときは、さすがにすべての病気が末梢神経に関係しているとは思いませんでした。

でも、あとから思ったのは、われわれの生活のすべての場面に、指先などの末梢神経がかかわっているということです。たとえば食事のときに箸を持つのは指先ですし、立ち上がって歩くという動作も、足の指先の働きなしではできません。

このように、日常の動作はおしなべて末梢神経が関係していると思うと、「すべての病気は末梢だ」と越野先生がおっしゃったことも、当然のように納得できたのです。私の施療は、ますますオルゴン療法にシフトしていきました。

そして、これまでいろいろな患者さんを見てきて実感しているのは、こちらが真摯に向き合い、患者さんである相手にもその気持ちが通じると、とたんに劇的な効果が表れるということです。もちろん、治療師として体を知ることは欠かせませんし、テクニックを磨くことも重要です。それでも、やはり施療をするときの気持ち、また施療を受けるときの気持ちがどうあるかによって、治療効果に大きな差が出てくるように思えるのです。

何より今は、どんどんよくなる患者さんを見て、施療している自分自身が驚きの連続です。子どものころに漠然と抱いていた夢が実現しつつあることに感謝しながら、今後も、これまで習得してきた整体とオルゴン療法を組み合わせて、より多くの方の体を楽にしてあげたいと思っています。

「血液・血管年齢八十代後半」が、三カ月後には「三十代」に！

ここからは、私が施療させていただいた患者さんの例を、いくつかご紹介します。

まずご紹介するのは、五十八歳にもかかわらず、総合病院で「血液年齢も血管年齢も八十代後半。あと五年、十年も生きられないだろう」という残酷な宣告を受けた方です。私は西洋医学を全否定はしませんが、私自身も体験したように、ときにこうして突き放すような言い方をする医者がいることには疑問を禁じえません。

その患者さんは、狭心症で、動脈硬化も体中に見られるとのことでした。それを物語るかのように、ズボンをまくって足を見ると、ミイラのように痩せ細っています。

ところが、その患者さんが、私のところに来て開口一番、どんな依頼をしたかというと「股関節を治してほしい」と言うのです。私は驚いて「関節どころのレベルではないでしょう。指が動いていないじゃないですか」と言うと、「わしの指を動かせるもんだったら、動かしてみろ」とおっしゃいます。

そこでまず、リングは使わず、指先をちょっとつねって末梢施療を試みました。すると、一瞬で指が曲がるようになってしまったのです。

驚いたのは患者さんで、それ以来、「全面的に信頼する。とにかくどんな方法でもいいから、わしを治してくれ」と言われ、そこから本格的にオルゴン療法を始めました。最初はもうそれはすごい痛がりようでしたが、我慢して、毎日のように通ってくれました。

最初はすこし横暴な印象もある方でしたが、施療を始めて三カ月ほど経ったころ、突然、電話がかかってきて、すっかり平身低頭した様子で、「ありがとう、ありがとう」とおっしゃるのです。

じつは、その日に例の総合病院に行って検査をしたところ、血液年齢も血管年齢も、三十代くらいにまで下がっていると医者に言われたそうなのです。

その場ではオルゴン療法のことは明かさなかったそうですが、自分では明らかにオルゴン療法のおかげだと思っていると、改めて感謝の言葉をいただきました。

乱高下していた血中酵素が、三カ月で安定

次にご紹介するのは、ごく最近、施療させていただいた患者さんです。

その方は、昨年の夏に血中酵素（ＣＫ）が２５０～３００Ｕ／Ｌくらいにまで跳ね上がってしまいました。基準値は１００Ｕ／Ｌ前後ですから、異常な高さです。病院からは、いずれ車いす生活か寝たきりになると宣告されたそうです。

はたして、その宣告どおりといいますか、実際に二〇一一年の二月後半には本当に寝たきりになり、自分ではすこしも動けなくなってしまいました。四月に再度、血中酵素を測ってみると、今度は30U／Lくらいにまで低下していたといいます。血中酵素は高すぎても低すぎてもいけないので、病状が深刻であることに変わりはありませんでした。

ですから、初めてお会いしたときには、まさに骨と皮だけといった感じで、食事も摂れず、管で栄養を流し込んでいるという状態でした。

今だから言えることですが、私はここまで重症の方を施療するのかと目を覆いたくなるほど、とにかく残酷な光景だったのです。

でも同時に、私は奮い立たされてもいました。これほど病状が悪化しており、病院からも見放されているような方を治してあげられたら、どれほど喜んでいただけるかと思ったのです。そこでオルゴン療法のこと、施療にはすごい痛みが伴うこと、自分は精いっぱい、施療させていただくので、我慢していただけるかということなどなど、いろいろとお話ししてから、施療に入りました。

まず足先の末梢を治療したところ、すぐに足がバターンと動きました。それは痛いというサインであり、その後も激しくキックされましたが、そもそも動くことすらできなかった足が動いたのですから、早くも効果が出たということです。あまりに暴れるので、その方の奥様は、もう二度と施療してくれないだろうと思ったそうです。

そうして施療を続けていきました。そして三カ月後、病院で血中酵素を測る検査をしたら、70U／Lにまで上がったということでした。当初は血中酵素が30U／L前後で寝たきりになっていた方が、基準値の100U／L前後にぐんと近づいた。これほど嬉しいことはありません。

それからも施療を続けようかと思いましたが、ここで私は、新たな試みをしました。リングを買っていただいたのです。

それまで私は、患者さんの負担を増やしたくないばかりに、リングの購入は勧めてきませんでした。ところがあるとき、越野先生にこう言われたのです。「君はこれまで患者さんに、どんな施療をしてきたか。どの病気に対しても末梢療法は有効、でもそれ一つだけだろう。それでどんどんよくなっているのは素晴らしいことだけど、もう一歩、よくしようと思ったら、やはり患者さん自身が自分でできるようにするのが一番なんだよ」と。

それでも商品を買っていただくという行為そのものに抵抗があって、躊躇していたのですが、この患者さんを診させていただいたころから、すこしずつ考え方が変わりはじめました。

患者さんが、自分で自分をケアできるようになることが、やはり一番いいのです。それには初期投資が必要なわけですが、よりよくなるために必要な出費であれば、勧めてみてもいいのではないか。むしろ、付加価値から考えれば明らかに安価なリングを勧めないほうが罪なのではないかと思うようになりました。

といっても、私はそれでビジネスをしたいわけではありません。むやみに勧めて、これまでの信頼関係を崩すのだけは嫌でした。

ですから、最初にオルゴン療法の説明をしたときのように、とにかく真剣に「本当に治りたいというお気持ちがあるのであれば、これに賭けてみてはいかがでしょうか」とお話をしました。その方は投薬も続けていましたから、日常的にオルゴンリングで神経の通いをよくするようにしなければ、施療と薬のイタチごっこになってしまいます。そのあたりのことも含めて、リングの購入を勧めてみたのです。

すると、「先生がそうおっしゃるなら、つけてみたい」と言って、すんなりと購入してくださいました。

最初は、購入したリングをたすき掛けのようにして載せたのですが、タオルを載せるだけでも「重いからどけて」と嫌がっていたのが、「リングを載せると気持ちいい」とおっしゃいます。その後、足も腕も動きが格段によくなり、今では車いすに二時間くらいは平気で座っていられるほど改善してきました。目には生気が戻ってきらきらしているし、顔色も目に見えてよくなってきています。

私は、患者さんに直接触れて治してあげたいという気持ちが強かったのですが、患者さんにとって最終的な治療効果とは、徐々に私の施療から離れて、リングをつけたり、自分でこすったりして、自分で自分をケアできるようになることなのだろうと、今では思っています。

脳梗塞の後遺症で言葉が出にくくなっていたのが、電話でペラペラ話せるように！

次にご紹介するのは、越野先生から初めて依頼されたケースです。

その患者さんは社会的地位の高い方で、入院されている病院に直接伺って施療することはできないか、という依頼でした。即答で「喜んでいきます」とお答えすると、すぐに奥様からお電話をいただき、さっそく、入院されている病院に伺うことになりました。

その方は脳梗塞で入院されていて、体はリハビリで改善しつつあるものの、言葉がなかなか出せないということでした。顔色はどす黒く、両脛にはまだ生々しい、痛々しいほどのバイパス手術の跡がありました。私はまず、ご本人と奥様にリングを見せながらオルゴン療法のことを説明し、それから施療に入りました。

やはり痛みが凄まじかったらしく、うめき声に交じって「痛い、痛い」「こんなの違う」などと言葉が飛び出します。奥様が「よくなっているから、言葉が出るのよ」などと声をかけてくださいました。腸もほとんど固まって死んだような状態になっていたので、さらに手の末梢から全身まで、三時間ほどかけてじっくり施療を行い、「明日は、便が大量に出ると思います」とだけ申し上げて、その日は失礼しました。

すると翌日、奥様から電話がかかってきて、「先生のおっしゃるとおり、便が出た。それも半端な量ではない」とおっしゃいます。ほとんど死んだ状態だった腸を丁寧に刺激したので、溜まっていた便が一気に出たのでしょう。それに、同時に言葉もどんどん出ているとのことでした。

さらに「先生が必要と思われるリングをすべて買いたい」とおっしゃるので、施療用のリングと、ピンセットタイプのものをお勧めしました。入院されている病院にしばしば伺うのもご迷惑でしょうから、ご家族が施療できるようにと思ってのことです。あとで聞いたところによると、娘さんが毎日、リングでこすってあげたそうです。

それから、最初の施療から十日ほどあとに、一時帰宅が許可されたとのことで、私のところにご本人がいらっしゃいました。ひと目見て、どす黒かった顔色が血色のよい肌色になっており、「本当にこれが、最初に会った方と同じ方だろうか」と思ったほどです。その場で施療してみると、まえより痛がりましたが、これは、神経がだいぶ生き返って活性化している証拠だと思いました。

そこへたまたま、その方宛てに電話が入ったのですが、なんと普通に話しているのです。ご本人も無意識のことだったようで、電話を切ってから「あれ、俺、普通にしゃべってたよね」とおっしゃったので、みなで大笑いしました。

言語障害が一瞬で改善

この奥様からのご紹介で、こんなケースもありました。

患者さんは六、七十代の女性で、言語障害になっていました。どうしても診ていただきたいと先の奥様に懇願されるようにして、入院されている病院に伺いました。

最初、奥様が私のことを「主人を治してくれた先生なのよ」とご紹介してくださり、それから、私からオルゴン療法の説明をさせていただきました。

言語障害になった原因まではお聞きしませんでしたが、明らかに呂律が回っていない様子でしたので、私の末梢施療で、震えている舌も改善して、もうすこし楽に話せるようになると思う、などとお話ししました。「そんなことで治るのならぜひやってみてほしい」とのことでしたので、施療を始めました。

まず足の末梢から始めてほんの十分、早くも効果が表れ、言葉が明確になってきました。やはり痛がっていましたので「もうすこし頑張りましょう」と声をかけながら続けていると、紹介してくれた奥様も変化に気づいて、「先生、なんか言葉が変わってきてませんか」とおっしゃいます。私はうなずいて、「じつは始めて十分くらいから変化してたんですよ」と言うと、ご本人も「あれ、話せている」と自覚されたようでした。

通常であれば足から鼠径部、全身へと範囲を広げていくのですが、あまり時間がなかったので、もう片方の足の末梢までやって施療を終了しました。しかし効果はすでにてきめんに表れていて、私もびっくりしました。やはり気持ちが通じ合うと、オルゴン療法の効果も劇的になると実感したケースでした。

静脈瘤で真っ黒になっていた足がたった二日で元どおりに

最後は、私の父のケースです。

父の仕事は板前です。四十年以上、立ち仕事で無理を重ねた結果、血流が悪くなって静脈瘤になってしまいました。腰痛もひどいらしく、泣きごとなど言ったことのない父が珍しく弱音を吐いたので、これはただ事ではないかもしれないと思いました。

すでに病院で診てもらっており、医者には「即、手術」と言われたそうです。しかし、手術にはお金がかかります。私の技術でよくなれば、そんな費用をかける必要はありません。ひとまず「ぼくが何とかするから」と告げ、手術はやめて私に施療をさせてもらえないかと言いました。父は父で、私が帰ってきていったい何になるのかと最初は思ったようですが、そこまで言うならと、施療をさせてくれることになったのです。

急いで実家の岡山に帰ってみますと、父の足は血が溜まっているせいで真っ黒に変色していました。いつものように足の末梢から刺激していきました。やはり痛みは相当だったようで、私は父の涙を、このとき初めて見ました。オルゴン療法は、大の男でも涙が出るほど痛いのです。

効果はすぐに出ました。二日間、続けて施療しただけで、足が嘘のように元どおりの肌色に戻ったのです。以来、父は知人や店のお客さんで具合が悪い人がいると聞けば、必ず私のことを話すようになりました。

おかげで岡山方面でも、私の帰りを楽しみにしてくださる人も増えてきました。

体験ドキュメント 16

気功をやっているからよくわかった「自分の名医は自分」の見本、オルゴンの威力

――大分県　井上愛海（気功師）

オルゴンリングの「すごい気の流れ」にびっくり

私は気功師として、三年ほどまえから患者さんに施療を行っています。

気功と出会ったのは五年ほどまえで、今はアメリカに住んでいらっしゃる李紀星《リチシン》先生について習いました。

じつは、もともとそれほど興味はありませんでした。でも、友人が会社で歩けないほど具合が悪くなったときに、李先生から気を送ってもらったとたん体調不良が治ってしまっ

たという話を聞いたり、私自身が、仕事の関係でたまたま李先生の個人セッションを受けたりしたことが徐々につながり、気がついたら気功の道に入っていたという感じです。

私には、たとえば小学校の運動会の障害物競走で女の人の導くような声が聞こえたり、白昼に、目覚めているのに魂が離れる感覚に襲われたりなど、周囲の子どもとは少し違う感覚が備わっていました。そういうことが伝わったのか、何回目かの個人セッションのときに、李先生から「勉強してみませんか」と言われたのです。

でも、私はごく普通に育ち、ごく普通に短大を卒業したあとはずっとアパレルの仕事をしてきた、いわば一般的なＯＬです。ですから、最初は気功を仕事にするつもりなどありませんでした。それが今は、気功とオルゴン療法を組み合わせて、患者さんの手当てをする身になっているのですから、めぐり合わせってつくづく不思議だと感じています。

私にオルゴン療法のことを教えてくれたのは、なずなグループ代表で千島学説研究会顧問の赤峰勝人さんでした。以前から、野菜を分けていただいたり、陰陽の理論を教えていただいたりと、赤峰さんのことはとても信頼していたので、その赤峰さんが使っているものならいいものなのだろうという感じで、オルゴンリングを見せてもらったのです。

初めてオルゴンリングに触れたときは、衝撃的でした。これまでに感じたことのないような強い気が通っているのが伝わってきたのです。

じつは、気功を始めてから金属製品が嫌いになっていました。金属をつけるとエネルギーの流れが滞る気がしたのです。ところが、オルゴンリングは触れるととても熱く、気持ちよくて、驚きました。

実際にオルゴン療法を目の当たりにしたのは、母と断食会に参加したときのことです。母はリウマチではないのですが、リウマチの人がなるような関節炎に悩まされていました。原因がわからず、私も気功の施療を続けていたのですが、時間がかかることもあって、なかなか目覚ましい効果は得られずにいました。

ところが、この断食会には赤峰さんも参加されていたのですが、ひょいと見ると、赤峰さんがリングで母をこすっているのです。こすりながら骨にまで触れているという感じでしたが、母は「痛いけれども我慢できるし、なんかすごくよさそうよ」と言って「あなたもやってみてもらいなさい」としきりに勧めてきました。

ただ私は、李先生に師事していたこともあって、新しいものを取り入れることには、まだためらいがありました。とりあえず本を読んでみてからと思い、越野先生の『オルゴン療法に目覚めた医師たち』を読んだのです。

「自分の名医は自分」――オルゴンの理論が、自分の経験と信念にぴったり合致

本を読んでみると、「血液とリンパとホルモンを通す」というオルゴン療法の基本理論は、李先生の教えそのものです。やり方は違うけれど理屈は同じなのだと納得できました。

しかも、オルゴン療法は、確かに痛いけれど効果が早いのが特徴です。それに自分でもできます。気功も自分でできないことはありませんが、気功師が施療するほどの効果を得ることはなかなかできません。ですから、ぜひオルゴン療法を自分の治療にも取り入れ、早くお客様たちに伝えたいと思うようになりました。

私は開業当時から「自分の名医は自分」ということを掲げていたのですが、これも越野先生の「自分の健康は自分で守ってほしい」という思いとぴったり一致すると思いました。体の異変に気づけるのは自分しかいませんし、治すのも、じつは自分自身なのです。

私の母は、二〇一一年の一月からオルゴンリングを使っています。赤峰さんに、母が三年前に手術で大腸ポリープを取ったけれどもレベル三と言われたことや、がんで子宮を取ったあとも片方の卵巣が腫れていることなどを話すと、「それなら腰のリングがいいよ」と言われ、さっそく購入したのです。

母のリングが届いた日、私はふと思い立って、あることをやってみました。毎晩、三時間ほどかけて気の調整と、気を流すトレーニングをするのですが、その晩は、オルゴンリングで全身をこすってみたのです。それで翌朝の体感はどんなものだろうと、すこし試す気もあったのですが、気功と同じくらいのいい体感が得られました。

さらに驚いたことがあります。母がリングをつけはじめてから一カ月後に、母といっしょにお風呂に入ったのですが、これまでずんどうだった母の腰がくびれているのです。

母は手術をしてからかなり痩せましたが、年齢のせいもあって全体的にたるんでいました。それがずいぶん引き締まっていたので、本当に驚き、思わず自分用のものも買ってしまいました。

自分用のリングをつけた日は、なんと一日に三回もお通じがありました。それまでとくに便秘症でもなく、毎日、きちんとお通じがあったのですが、このときは腸に溜まった宿便まで出たようで、ものすごい爽快感でした。

脳梗塞の言語障害が早口言葉に、医者に見放された首が一瞬で動くように！

こうしていろいろな局面でオルゴン療法となじんできたところで、初めて四国で越野先生にお会いする機会を得ました。先生は、脳梗塞の後遺症のある方の施療をされていたのですが、ここで私は、初めてオルゴン療法のビフォア&アフターを目撃したのです。

その方は、歩くことはできるのですが、言葉が不自由になっていました。言葉を出そうとすると息ばかりが出てしまうという感じで、とてもゆっくり、もどかしそうに話されます。とくに「タチツテト」と「パピプペポ」が発音しにくいようでした。

ところが越野先生が足の末梢刺激をしていくうちに、ある段階から急に発音が明瞭になり、まるで早口言葉のようにして「タチツテト」「パピプペポ」と言いだしたのです。先生が「ゆっくり発音してみて」とおっしゃると、一音一音、はっきりと発音することができました。

翌朝、ホテルのロビーでその患者さんにばったり会ったので、「よく休めましたか」と聞くとにっこり。前日とは顔色から立ち居振る舞いから、ぜんぜん違っていました。

このときは、もう一つ、症例を見せていただきました。

その方は、事故で頸椎を骨折して以来、首を動かしたりひねったりすることができなくなり、医者からは「もう治らない」と言われたとのことでした。毎日のように痛み止めを飲み、それでも効かないときはモルヒネを打たれていたそうです。

以前は草野球の選手兼監督をされていたそうですが、事故のあとは野球はおろかバットすら振れない状態でした。

これにも、驚きの結果が待っていました。越野先生がオルゴン龍の小さいのを掛けると、それだけで首が動くようになってしまったのです。

これならバットも振れるかもしれないという話になり、私は先生に言われて部屋の隅にあったバットを取りにいきました。そのバットはプロ仕様の重いものでしたが、風を切るようなうなり音がするほど素振りをしても大丈夫でした。その後は痛み止めの注射も薬も要らなくて、野球もできるそうです。

私は、気功のおかげで体調はいいのに手が冷たい、というのがずっと疑問でした。李先生に聞いてみると、先生は何もおっしゃらずにご自分の手を私に当てました。その手もとても冷たかったのです。理由を尋ねても「そのうちわかるよ」とおっしゃるだけでした。越野先生がおっしゃるには、それは自分の体が出力で、患者さんの体が入力だから、ということでした。エネルギーが出るところは冷たく、入るところは温かいというのは、確かに理屈としても納得できます。ここで、数年の疑問が氷解したのでした。

お客様の「体の声」を聞いて、伝えるという役目

私の気功の師匠である李先生は、けっして「あれをしろ、この本を読め」などとはおっしゃいません。「必要なときに、必要なものとめぐり合うから大丈夫」とつねづねおっしゃっていました。私にとってオルゴン療法は、まさに「必要なときにめぐり合ったもの」です。

今、自分の治療院では、李先生直伝の気功とオルゴン療法を組み合わせて、メニューを組み立てています。オルゴン療法で施療をしたあとに気功で気を調整すると、とてもよく気が通って、お客様の治りも格段に早まりました。

私としても、とても心地よく施療が完了するので、疲れも以前より軽くなりました。それでもお一人に三時間くらいかけて施療をするので、一日に診られるのは三、四人です。私はそれでいいと思っています。ただただ、縁がある方に施療をさせていただければいいだけで、看板も出していません。

こんなことを言うのはおかしいかもしれませんが、私は、自分ではオルゴンの治療師とは思っていないのです。だから「先生」とも呼んでいただきたくありませんし、私も上から目線で「患者さん」と呼ぶより、敬意を込めて「お客様」と呼ぶほうがしっくりきます。

気功では体に触れませんが、オルゴン療法は体に触れます。その感じが最初はピンとこなかったのですが、これほどいいものを私がお客様より先に知ることができた、それをみなさんに伝えたいという気持ちで毎日、お客様と向き合う日々です。言ってみれば、「治療する」というより、お客様の体が教えてくれることを、私が施療という形でかかわって、お客様にお伝えする、という感じでしょうか。

2

医師たちも無視できなくなった

事実を知った医師たちの勇気ある発言

代替医療の権威もその即効性に注目

前著『オルゴン療法に目覚めた医師たち』を監修していただき、共著者としても執筆してくださった医学博士の上野紘郁氏は、早くから代替医療に注目し、日本臨床代替医学会理事長を務めておられる。

代替医療の権威であるその上野氏は、オルゴン療法をどうとらえているのだろうか。氏がもっとも注目しているのは、その即効性である。それはかねてより関心を持っていたという氏に、それまで出していた数冊の本とオルゴンリングをお送りしたときのことだった。

――私がその書籍を読んでいる間に、私のクリニックの事務長を務める女性が、知らないうちにリングを腕にはめていたらしい。何日かたって、

「先生。これすごいですよ。私、歯の痛みが取れちゃいました」

と言ってその経緯を話してくれた。――

その事務長は、歯槽膿漏を伴う歯周炎に悩まされ、歯科医に通院していたのだがなかなか治らずにいたのである。それが、リングを腕にはめただけで痛みが消えたので、びっくく

りして氏に報告したのだった。何でも、通っている歯科医も首をかしげ、患部が完治していることに驚いたという。

その後、私は、氏が新潟市に開院している「あさひ医王クリニック」を訪問した。氏は、この事務長の体験を聞いていたためか、まずは、私の施療を自分が受けてみたいと言った。氏は、若いころ、耳のそばでクラッカーを鳴らされて以来、左耳の耳鳴りに悩み、聞こえづらい状態だった。

——リングを耳の穴に入れるとき、痛みが走った。……しかし、すでに前よりも相手の声がよく聞こえる。——

さらに、私は、耳をリングで押して、手のひらで激しくこすった。リンパがコンクリートの壁のように固まっていると思われたので、それを柔らかくすれば、音の振動が伝わりやすくなると考えたのである。

——このとき私の左耳は真っ赤になっていた。そして触ると熱い。しかし、耳の聞こえは確実によくなっている。

その状態で、再びリングを挿入。先ほど挿入したときよりも、さらにずっと痛い。

神経系が通じて、敏感になっているのだと言う。が、その痛みも、ひとたびリングが耳におさまれば引いていった。

そして、聞こえる声のボリュームは、それまでよりもずっと上がっていた。――

事務長やご自分のこうした体験から、氏は、これが、氏が推奨してきた「爪もみ療法」に通じるものがあると言った。そして、推進している代替医療の見地から、オルゴン療法を、氏の考えている総合代替医療の典型であると明言した。

氏の考える代替医療とは、

――現代西洋医学以外の医療で、人間にもとから備わっている、常に健康な状態に保とうとする機能を維持し、自然治癒力を増進し、心身ともに最良のコンディションに近づけるもの。……そもそも代替医療では、医療機関に何度も通うことなく、自分の病気は自分で治すことをモットーとしている。――

つまり、オルゴン療法は、その素晴らしい即効性から何度も通うことを前提としていないことや、自分でマッサージをしたり、オルゴンリングを身につけたりすればいいという容易さが、まさに、理想的な代替医療のあり方だと言うのである。

すなわち、自分で自分の体を治すという代替医療の基本に即しているのがオルゴン療法なのである。

オルゴン療法を体験した医師からの詳細なメール

近畿地区にお住まいの整形外科医がオルゴン療法を受けたことがある。前著にも掲載したが、生々しい体験なので、ご紹介しておきたい。

——拝啓
初めてお便り差し上げます。過日、脳梗塞で先生のオルゴンリングのお世話になった整形外科医の○○です。おかげさまで、日常診療をなんなくこなせるようになりました。ほんとうにありがとうございました。
越野先生のご高名は、中矢伸一先生の著書『日月神示・神か獣か！　魂の超選択』で知り、「これは本物だ！」と直感しました。中矢先生の出版本はすべて読破しており、中矢先生は真実の人だと尊敬しておりました。
私は、整形外科医院と介護老人保健施設を経営していますので、日常診療に役立てたいと早速、先生のご著書を取り寄せた次第です。しかし、当初は、自分がオルゴンリングで治療してもらうことになろうとは思いもしませんでした。

脳梗塞に倒れた日、この病を治してくれるのは「オルゴンリングしかない！」と直感いたしまして、妻に越野先生への連絡を頼んだ次第です。遠方の見ず知らずの人間にもかかわらず、懇切ご丁寧な説明とオルゴン水とリングをお送りいただき誠にありがとうございました。おかげさまで、日常生活はもちろん、診療もなんなくこなしております。重ねて御礼申し上げます。

下記に、闘病記録をまとめておきました。何かのご参考にしていただければ幸いです。これを機に、これからの長いお付き合いをよろしくお願い申し上げます。

5月25日　夕刻、全身倦怠感・左下肢の力が抜ける感じ。言葉がなんとなくしゃべりにくくなる。車のハンドル操作も普段のようにスムーズにできなくなる。体に異変が生じていることは予想もできず、少し疲れたかなと思っていた。帰宅後、休めば治るかなと食事も摂らずにそのままベッドへ直行。しかし、夜半、左足の脱力感と運動障害が進行し、杖なしでは歩行困難となる。妻に体の異変を伝え、明朝、脳神経外科受診を決める。

5月26日　近くの脳神経外科を受診。歩行は困難で、車いすでの移動。脳梗塞間違いなしと、公立病院の脳神経外科へ転院。

初診時：高血圧で上が２０５、下が１１０、高血糖１９０、中性脂肪・コレステロールも高値、尿糖も（＋）。左肘の屈曲と左膝の屈曲が辛うじてできる程度、呂律も回らなくなり、病状は漸次進行している様。キサンボン、ラジカットの持続点滴、バイアスピリン内服による治療開始。

5月27日　症状の進行止まる。

5月28日　ＰＴ、ＯＴによるリハビリ開始。（越野注＝ＰＴは理学療法士、ＯＴは作業療法士）

5月29日　越野先生からオルゴンリング届く！　さっそく、使用説明書を熟読。妻により治療開始。長男夫婦・娘も加わり４人で交替し、時間の許す限り治療を続けた。しかし、末梢施療時の激痛には泣き、言葉には言い表せない。

5月31日　完全麻痺だった手指が少しだけ動くようになった。

6月1日　脳血管撮影：右内頸動脈海面静脈洞部50％狭窄、左内頸動脈海面静脈洞部の動脈硬化性変化、右椎骨動脈本幹（後下小脳動脈分枝より末梢）の軽度の動脈硬化性変化を認む。ベッド上での、自力で起き上がり可能となる。

6月4日　本日で点滴終了。車いすへ移乗しリハビリ室へ。起立・歩行訓練、作業療法開始。

6月6日　再度ＭＲＩ施行：右橋内側の虚血巣が明瞭となる。バイアスピリンからプラビックスの内服へ変更。杖なしでも起立できるようになり、スクワット30回＋20回の合計50回できた。
6月7日　スクワット50回、歩行約50ｍ（杖あり）。
6月8日　茶碗を持てるようになる。トランプのカードも扱えるようになる。歩行は杖なしで約50メートル可能となる。階段の昇降は杖を使って練習。言葉も普通にしゃべれるようになり、顔面の麻痺も他覚的にも正常となる。眼科検診：糖尿病網膜症なし。
6月9日　血糖も下がり、尿糖（－）となり、糖尿病は食事療法とメデット（2）分2でコントロール可能となる。午後4：30ごろ、リング施療中、左大腿部上部に電気がショートしたような衝撃とともに足先まで電気が通じたようなビリッとした感覚が生じた。直感的に、「麻痺していた回路が通じた!!」と思い、足関節の背屈を試みると、今まで背屈できなかった足がはっきりと動いているのを確認できた。治療していた娘とともに、「動いた！　動いた！」と喜びに思わず叫んだ。腕立て10回、スクワット10回、爪先立ち60回、歩行は足を交互に出して杖なしで１０２０歩可能となった。
6月10日　爪先立ち１００回、スクワット70回。左手で、胡桃大のボール2個を回せるようになる。
6月11日　ボール投げ・紐結び可。階段昇降練習。腕立て15回、スクワット80回、爪先立ち100回。
6月12日 病室とリハビリ室の往復は、車いすを使わず独歩（杖なし）可能となる。階段昇降も練習。食事療法のおかげで、体重は病気前の74kgから69・5kgに減量。
6月14日 手・足の指の爪根部に白い粉のようなものが見られ、甘皮の部分が褐色に色がついてきた。
6月15〜17日 外泊。
6月18日 帰院。ダンベル1kg100回。階段昇降杖なしで可。主治医・PT・OTも、「短期間でこのように回復した例はない‼」と不思議がることしきり。「ビデオに記録しておけばよかった。……意欲的にリハビリされたんですね！」と。
6月21日 いよいよ退院、食事療法・リング療法のおかげで、血圧120〜78、空腹時血糖10〜95、期外収縮も軽減、その他検査値もすべて正常。体重も68・5kgとすこぶる快調。入院期間27日。早速、妻を助手席に車を運転、問題なく終了。
6月23日 妻に内緒で、15km離れた本屋まで車を運転。本を数冊買い求め帰宅。
6月26日 30分のウォーキング開始。途中休憩3回。朝からの万歩計指数7441。
6月27日 30分のウォーキング、途中休憩2回。万歩計指数7031。
7月2日 仕事始め。回診・外来診療（午前・午後）を無事こなす。

以上のとおり、闘病記録を簡単にまとめてみました。ご報告遅れましたことをお詫び申し上げます。左上肢の回復ほぼ１００％、下肢は95％の回復です。しかし、下肢も日々回復しているのが感じられています。

このように、短期間で見事に回復できましたことは、越野先生のオルゴンリングのおかげと心より深く感謝申し上げます。衷心より御礼申し上げます。――

オルゴン療法を治療院の治療に使用した例

今から六年ほどまえのことだが、オルゴンリングを患者に対して使用したというN治療師からファックスをいただいたことがある。以前書いた『最後の望みにかけた人々の記録』に掲載したものだが再録しておこう。

――オルゴンリングを使った療法には想像以上の効果があった。

これは、病院の入院患者および、通院患者の、控えめにみても二〇％以上のカットが可能になるほどの効果があると思われる。まして開業医は五〇％以上の患者を失うおそれがある。民間療法においては、もっと多くの患者をなくすことになる。健康保険の赤字など、埋めて、お釣りがくることになる。厚生労働省がリングの威力を理解して、その気になったときの話ではあるが。

海外でも、アメリカなどは、よいものは取り入れる主義だが、世界に向けて声を張り上げてもよいのではないかと思う。

施療にリングを使えば、早くてしかも、効果は格段に高くなる。リングを使った療法は、素人でも、少し練習をすれば、簡単にできる。リングは体験していただく方法が、一番だと感じている。一度使ってみた方は九〇%以上、求められる。親孝行はしたいけれど……という、そんな方にはもってこいの療法だと思う。

〈治癒例〉

一般的な症例と、結論を得ていないものは省略する。

○Iさん（76歳）女性

潰瘍性の皮膚病、ジュクジュク、かゆみ、とくに両膝から足裏まで。リング施療1回、約10分、60%改善。以後、施療なしで日毎に改善した。2週間後には、色素沈着の跡が残るのみ。

○Y子ちゃん（2歳）

インフルエンザ予防ワクチンの摂取後、突発性赤疹が全身に。風呂を沸かし、首用リングで体を洗う。夜リングで全身をなでる。朝、痕跡なし。

○数名の糖尿病の方

手足の冷え、低体温、HbA1cの数値が高い。

腰用リングで、その日から快方へ。10年来の高い数値が急に下がりはじめた。体温が1度前後高くなり、薄着になった。コタツが不要になった。

○Yさん（58歳）女性
過労、ストレス、うつ病、3カ月入院、退職を考えた。もともと肥満だったのが15キロ痩せた。気力喪失、死をも覚悟した。

リング施療2回、その後、腰用リングを24時間。2週間で完治の状態になった。以前にも増して、けたたましい声が戻った。

○Sさん
敗血症、足が倍に腫れた。薬漬けと痛みの日々。

施療用リングで軽くなでる。足首にリングをはめて一晩。全快した。医者へも行かない。

○股関節症の3人
20年来の苦痛。

施療用リングと腰用リングで、急速に改善。痛みが和らぎ、歩行が楽になった。

○Tさん
脳梗塞で寝たきり、肥満、足の腫れ。24時間の痛み。

施療用リングと腰用リングで、２週間後から室内歩き。日に日によくなっている。
○Yさん　女性
子宮筋腫、鼠径部の痛みと足の脱力感。
リング施療１回。まったく違和感なし。10日後も快調。５年の苦痛もウソのよう。
○Yさん　女性
お産後６年間、冷えと体調不良。寝てばかりの生活。
リング施療１回、以後リングをはめて一晩。朝は別世界に来たほどに変わっていた。
○Tさん（60歳）女性
ストレス、動脈硬化、不整脈、高コレステロール。
腰用リングで２週間。自覚的には全快している。
○Yさん　女性
背骨の圧迫骨折３カ所。足首の痺れ、歩行不可に近い。
腰用リングを使用。その夜、トイレに立って難なく歩けた。以後日増しによい。
○Yさん（63歳）女性
喘息薬で、顔の３分の１に青あざ。
施療用リングで２回。青さ50％改善、広さ20％改善した。
○Nさん

車の塗装で30年来の体調不良。ロボットのように硬い体。

腰用リング使用2週間でかなり改善した。今までこんなに効果的なものには出会えなかった。

○Tさん（78歳）女性
胃がんのため、胃切除、体力低下、神経障害。
腰用リング3日間使用、見違えるほど元気になり、顔に艶が出た。食事もおいしい。

○Tさん（73歳）女性
ヘルペス後遺症で膝から下の痺れと痛み。
リング施療3回、以後腰用リングをつけて痛みは半減している。痺れは感じない。

○前立腺がんの3人
リング施療と腰用リングで急速に改善している。

○Mさん（66歳）男性
事故3回、心臓にペースメーカーを埋め込んでいる。
首用リングは苦しくなった。腰用リングはよい。2週間でかなり改善した。

○Iさん（67歳）女性
腎不全、全身腫れ、ときには起き上がることもできない。
腰用リング1週間使用、見違えるほど元気になられた。腫れもかなり引いてきた。

○Hさん
膠原病、リウマチがひどい、寝たきり。腰用リング、2日目には体の動きが楽にできるほどになる。痛みがぐんと軽くなった。全身温かくて楽に動ける。――

外科医と真剣に議論した結果

オルゴンリングを使いはじめて以来、私は何度も、マスコミや医学界の厚い壁を感じてきた。テレビや新聞をはじめとするマスコミは、異口同音に、「一個人が研究した内容など報道の対象にはならない」などと言って、一顧だにしてはくれないのである。

さらに理解を得るのが難しいのが医学界である。私がそれを思い知らされた一つのできごとがある。以前から知り合いの外科医A氏と真剣に議論をしたのである。

この議論が始まったのには次のようないきさつがある。

私の家の近くにある鎌大師堂の庵主・手束妙絹さんが、右手の痛みに悩まされたことがあった。ご近所のよしみで、オルゴンリングをお届けした。すると、右手の親指にはめただけで痛みが改善し、以来再発することはなかった。

オルゴンリングの力に驚いた庵主さんから、私は、その後ある申し出を受けた。自宅にこもったままで一歩も家から出られない状態のうつ病の男性を助けてほしいというのである。

そこで、ご自宅に伺ったのだが、彼は心身ともにやつれ、気力もなく、立って歩くのがやっとの状態だった。糖尿病も発症し、無気力なまま、テレビゲームばかりやっているという。

しかし、リングで胸をこすってあげると、息切れが止まり、男性は「胸がすっとした」と言って笑顔を見せてくれた。次に背中、それから足という具合にこすってあげると、背中全体にあったリンパ状のしこりが次々に取れ、嬉しそうに歩き回れるようになった。

この男性が、偶然、件の外科医にこの話をしたのである。A氏は知り合いのよしみから、私の身を案じてくれたのか、「刃物作りの名人なら名人らしく、その仕事に専念したほうがいい、素人が手を出してどうにかなる世界ではない」と忠告をしてくれた。

しかし、私は、いろいろな症例が改善したという事実から目をそらしてはいけないと思った。以下は、まえの本にも書いたが、A医師との議論の詳細である。

彼は、まず、西洋医学では、血流の流れを最優先に考える。リングは、血液の流れをよくする効果があるのかと聞いてきた。

私は、リングを身につけるだけで、体がポカポカとしたり、肩こりや頭痛が改善したり、吐き気やめまいや生理痛まで軽くなると言ったが、納得はしてもらえなかった。彼曰く、「血液の流れが悪いとき、鼠径部の血管からカテーテルを通し、空気を入れて血管を拡張する。これでも十分とはいえないのに」

と言うのである。

私は、この治療方法は、一時的に血管を拡張するだけのものであり、カテーテルを抜けば、腹圧によって再び収縮すると言って、さらに食い下がった。すると、A医師は、リングで血行障害が改善したというのであれば、データで示してほしいと言い出した。

要求されたデータとは、おそらく、病院で行う検査方法を経たものという意味だったのだろう。

それに対して私は、リングで末梢の詰まりを取ることで、肌の色がよくなり、温かくなっていくという事実を告げた。おそらく、体循環が正常になったからだと思ったからである。どんな検査よりも、こうした事実が何よりの証拠だと思ったのである。

A医師は、結局、実際に改善したという記録を五十例くらい集めて記録したならば、学会で発表してみようと言って電話を切った。

こうした議論の結果、一年後に症例データはできた。しかし、A医師からの連絡は途絶えたままである。A医師に限らず、多くの医師が、同じ反応を示すに違いない。

西洋医学の限界を超える療法との出会い

――元胸部外科医師　小松健治

血液循環という共通性を進化させる二つの療法

私は地方中核病院で胸部外科部長を務めていたのだが、現代医療に限界を感じて、人が本来持っている自然治癒力に注目、一九九八年（平成十）に自分の診療所を開いた。

心と体を心地よくほどく医療をめざして模索していたときに、千島学説研究会セミナーを通じて出会ったのが、血液循環療法（Blood Circulation Therapy＝以下ＢＣＴ）である。その後、このＢＣＴを習得し、次いでオルゴン療法にも出会うわけだが、その過程は、西洋医学の一医師であった私が、西洋医療の限界を超える過程そのものであったと思う。

まずＢＣＴについてであるが、これは何の器具も要らず、いつでもどこでもできる純粋な手技療法である。

二〇〇二年、ＢＣＴの第三祖・ＢＣＴ協会会長で健康科学博士である大杉幸毅先生に師事した私は、押圧治療によってさまざまな病気が次々と治っていく様子を目の当たりにした。そして、ＢＣＴ特有の押圧＝「ジワー・パッ」の技はまさにシンプル・イズ・ベスト

——といっても技量の奥が深く、じつは難しいのだが、あらゆる症状に応用が利く本物かつ究極の手技療法であると確信したのである。

ここでBCTの基本的な仕組みを簡単に説明しておこう。

東洋医学では、「瘀血」と呼ばれる汚れた血による「しこり」が血流を悪くし、その結果、体内が「酸欠状態」となり、乳酸など疲労物質が蓄積されることが病気を引き起こすと考えられている。BCTは、この考え方に基づき、手の指（主として親指）だけを使っての施術により、この「しこり」の血液の循環をよくしていく。すると「しこり」が取り除かれ、病状が消えていくのである。

このように手段は違っているが、血のめぐりを改善する目的を持っているという点ではオルゴン療法と共通していると言える。

ＢＣＴの特長は、主に次の三点である。一つは、患部やその周辺にできた「しこり」をほぐすこと。二つ目は、全身の動脈系を遠心的に施術して循環促進をはかること。三つ目は、独自の腹部内臓治療手段により、胃、肝、脾、腎、小腸、大腸、心臓の機能を活性化し、大腸の宿便排出を促し、腸管造血に働きかけて瘀血の根本解決をはかることである。

「しこり」の解消方法は、血流の低下や滞りをきたしている毛細血管網に直接、指で「ジワーッと押してからパッと離す」——通称「ジワー・パッ」で、手首の力を十分に抜き、手指を垂直にして体重を乗せながら、極めてソフトに深く入れて患部の押圧をくり返すというものである。これを行うと、患者さんは「痛くても気持ちいい」、いわゆる「イタキモ」の境地へと導かれ、心地よさの中で「しこり」に起因する肩こり、腰痛、膝痛、坐骨神経痛、肋間神経痛などが癒されていくのである。

いったん指で圧迫して血の流れを止めておいてからパッと離すと、圧迫を受けて白くなっていたところが赤くなる。これをくり返して新鮮な血をふんだんに送り込むと、全身の組織が活性化され、新陳代謝が活発になる。ひと言でいえば、ＢＣＴとはこうしたプロセスで病気を治すというものである。

ただしＢＣＴは、よくあるような指圧療法とはまったく違う。指圧療法は、いわゆるツボやしこりの部分を親指でギュッと強く押す「強圧」が売りなのだが、ＢＣＴではむしろ「強圧」は禁じ手なのである。

じつは、かつて私は「しこり」を触知するとつい強圧してしまうクセがあった。おそらく外科医としてメスやハサミを駆使して、患者さんの病気を倒すべく立ち向かってきたことが影響していたのだろう。

しかし、強圧による「もみ返し」などの苦い経験を何度か重ねたのち、徐々に意識が変わってきた。それは体の不調や病気を生み出す「しこり」に敵対して立ち向かうのではなく、「しこりと対話する」という意識である。そういう意識が強くなるにつれて、患者さんとも、「この人なら私を治してくれるかもしれない」といった信頼関係をいち早く築けるようになったと感じている。

局部刺激で全身に著効をもたらすオルゴン療法

さて、オルゴン療法についてであるが、ＢＣＴとオルゴン療法の大きな違いを挙げるとしたら、それは痛みの有無だろう。ここまで述べてきたように、ＢＣＴは必ずしも痛みを伴わない。しかしオルゴン療法は、たいへんな痛みを伴う。しかしその痛みは「治る」というゴールに向かっていることはいうまでもない。

オルゴン療法が痛みを伴うのは、オルゴンリングという器具で体中をこすることによる。これは、よく雑誌などに「エネルギーグッズ」として広告が載っている健康ブレスレットなどとはまったく違う、れっきとした物理療法器具である。

そしてオルゴン療法は、最先端の量子物理学領域で明らかにされつつあるエネルギー医療分野に属するものと、私は位置付けている。オルゴン療法が高い効果を挙げる原理については、後に詳述する。

オルゴン療法では、末梢末端の循環にこだわり、しつこく痛みを伴う刺激をくり返す。その結果、刺激を与えた部分はもちろんのこと、「部分は全体」のたとえどおり、その治療効果は確実に全身に及ぶ。あるときには驚異的効果も見られる。

そのため、ＢＣＴにおいても、とおりいっぺんの末梢治療に終始するのではなく、あえて末梢部に痛みを与えて、血液循環の全体を整えることにチャレンジしてはどうかと私は考えているくらいである。

たとえば私の診療所に六年ほど通い続けている患者さんで、オルゴン療法を併用することで劇的によくなった症例がある。

この患者さんは、右下肢全体に痺れがあり、病院で腰部脊椎管狭窄症に下肢バージャー病という二重の診断結果の下、十年間も薬物療法を続けてきた。しかし病状はよくなるどころか悪化しつづけ、ついには洋式トイレに座るだけでも大腿後面に激痛が走るようになってしまい、初めて私の診療所を訪れたのであった。

右下肢の痺れの大元は、右臀部の深層にある梨状筋という筋である。ここにしこりができると、その下を走っている坐骨神経が圧迫され、痛みや痺れなどの症状が出る。これらの症状は総じて梨状筋症候群と病名が付けられている。しかし、しこりはＣＴやＭＲＩなどの検査では写らない。そのため、適当な病名を付けられて薬物治療に入るというのが一般的なのである。

その患者さんの場合は、二カ月間で七回のＢＣＴ治療を行った結果、痺れは完全に消え、洋式トイレに座ったり、ストレッチ運動までできるようになった。

その後、ＢＣＴにオルゴン療法を加え、自分でも行うように指導した。あるとき、両手足の指の治療を三時間ほどかけて行ったところ、トイレで着色尿が出たという。これはオルゴン療法ではよくあることで、確実に体内の循環が促されるとともに溜まった〝毒〟が出ている兆候である。

このように、共通点も相違点もあるBCTとオルゴン療法だが、ともに根を同じくする療法であることは確かであり、うまく併用することで、さらなる治療効果が期待できるものと考えている。

有名病院で四カ月も治らなかった脳梗塞の後遺症が二時間で改善

さらに言えば、オルゴン療法は即効性という点でも注目すべきであるが、その典型例として、私自身がこの療法を試みはじめたころの症例を前著から引用したい。

——その患者は、脳梗塞で右側の上下肢が「不全麻痺」になり、それでも不自由なく歩けるくらいまで回復していたのだが、一度の転倒で一気に悪化してしまった。その後、ある高名な病院でリハビリ主体の入院治療に入り、精密検査もくり返していたのだが、四カ月経っても、一向によくならないという。

とくに手の痺れと歩行障害が著しく、言葉は、すこし詰まりながらも一応の会話はできる、という状態だった。

そこである伝手《つて》によって私のところを訪れ、オルゴン療法を試してみたのである。

施療時間は、およそ二時間。全身にわたって刺激を与えたが、歩行障害がもっとも辛いということだったので、とくに足を重点的に刺激した。

二時間後、来たときは足を引きずり、カニのような横歩きだったのに、足がまっすぐに上がるようになった。そして、しばらく後には、健常者と変わらない状態で歩けるようになったのである。

翌日のリハビリ室で、もはやリハビリを必要としないほどの回復ぶりに、担当理学療法士や主治医が何を言ったかはわからない。ぜひ、患者本人からオルゴン療法の体験談を聞き、関心を持ってほしいものである。

余談ながら、代替医療で改善した患者に、「これまでの治療効果が、ひょんなことで突然表れたんですよ」という説明をする医者も少なくない。

本心で言っているのか、それとも自己弁護のための方便なのか、いずれにしても、確実に効果を挙げているると思われる、少なくとも可能性のある治療方法には関心を持ち、研究してみるのが、「患者の治癒」をめざす良心ある医師の務めではないだろうか。

さて、こうした劇的な治療効果もさることながら、患者本人の意欲が劇的に増すことも、重要な「治療効果」である。私も以前は、自己施療方法や、施療後の自助努力について患者にひととおりのことを説明するまでにとどまっていた。

施療後に患者本人が生活習慣の改善などに本気にならなければ、こちらとしてはもう手の出しようがない、仕方がない、という、ある種の諦観を持ちながら治療を続けてきたところがある。

ところがオルゴン療法では、施療の効果として全身の活力が高まるため、患者の「体」のみならず、すべては「身から出た錆」故にと、半ばの悟りと気づきによって、「もっとよくなりたい」「悪い生活習慣を変えたい」というように、患者の「意識」まで変えることができるのである。

心と体はつながっている。体が軽くなれば、それまで嫌いだった運動でも、やってみたくなるというものだろう。体が浄化されたような実感を持てれば、過度の飲酒やタバコ、ジャンクフードなどは控えて当然である。

オルゴン療法では、体内環境が末梢・末端まで改善される→患者の意識が改善される→生活習慣が改善される→もっと体内が改善される、という好循環が生まれるのである。

術後のうつ状態が劇的に改善、医者冥利に尽きた

次にごく最近の症例を紹介する。

この患者さんは、大正十二年生まれの現在八十八歳、女性である。

二〇一〇年五月、某大学病院の心臓外科で、僧帽弁逸脱症という、僧帽弁膜手術例の中でも稀有なケースでの高齢手術を無事に乗り越え退院、自宅療養中である。

僧帽弁逸脱症の主な症状は、息切れ、動悸、呼吸困難、不整脈などである。この患者さ

んは手術の五年まえから三回、うち二回は意識消失を伴う心不全発作を経験しており、手術しか救命手段がないという状況下で高齢手術に踏み切ったのである。

難しい手術を無事に終えたまではよかったのだが、術後に集中治療室に移り、麻酔から目覚める際に激しい精神錯乱をきたし、向精神薬を投与されたという。完全に覚醒したあとも、この種の薬を続けて与えられることになるのだが、患者さん本人が次々と愁訴するために、病院の投薬もどんどんエスカレートしていった。

私の診療所での初診時には、抗うつ剤、眠剤に加え、降圧利尿剤、抗不整脈剤、高血圧治療剤、高尿酸血症治療剤、健胃消化剤、抗炎症・鎮痛のための貼り薬、血栓形成予防剤……とじつに十種類もの薬を処方されており、まさに薬漬けの状態だった。さらに病院の処方とは別に数十年来、便秘薬として「百毒下し」という生薬配合の市販薬を飲みつづけているということだった。

初診時の身体所見は、おおむね次のようなものであった。まず両乳首を結んだ線の中央にあるツボ「膻中《だんちゅう》」を押すと著しいしかめ面となった。この病的状態を、私は「心のこり」――「心に宿便あり」と見なしている。続いて心音、呼吸音はともに清く、不整はなかった。

しかし、円背気味の背腰部に強い筋硬結（しこり）が見つかり、さらにみぞおちから左肋骨弓にかけてのしこり、両足首まわりのむくみがあった。

高齢ということもあり、まずは痛みを伴うオルゴン療法よりも、心地よく心と体をほどくBCTを施した。全身に施療したところ、身体全体が軽くなったと言い、その後にあった昼食会でも軽やかにトイレに立つことができたという。

他方、心の状態は、まるでマシンガンのごとく日常の不平不満から頭痛、背部痛といった不調までをのべつまくなしに訴える有様であった。これらの心身症は、ほとんどすべてが向精神薬を筆頭とした多剤複合薬害が原因である。そのため、とにかく病院で処方された抗うつ剤、眠剤、心臓病治療薬諸々は飲むのをやめ、外用薬も使わないほうがよいと指導した。

また、患者さんのお嫁さんにも同席してもらったうえで、常用便秘薬の百毒下しと、酸化マグネシウム・マグミットだけを主薬とするよう十分な時間をかけて説明し、さらに気力や体力の増強とリハビリのためのデイケアに通うことなども勧めてみた。

これに加え、日常的に治療効果が得られるように、オルゴンリングをつけるように勧めた。自然エネルギーを取り入れるための左手首ブレスレット、姿勢を正すための腰用リング、第二の心臓・ふくらはぎを働かせるための両足親指用リングである。

これでしばらく様子を見るつもりだったのだが、初診の翌日に患者さんから連絡があった。前日の治療で腰はとても軽くなったが、その日になって昼寝から目覚めたあと、背部痛が出て歩きにくく、じっとしていても呼吸が苦しく身のおきどころもない状態だという。

さっそく再診してみると、腰部筋硬結はすっかり軟化し、圧痛もなくなっていた。だが、消失したのではなく移動した形で、上背部に筋硬結が見つかった。

そこで今度は、オルゴン療法で施療することにした。いすに座ってもらった状態のまま、脊柱起立筋群を丁寧にこすったり、押圧したり、叩打したりをくり返し、なるべく痛みが出ないように注意しながら、また患者さんにも、痛みを軽減させる腹式呼吸を指導しながら長時間かけて行った。そして、今回の症状は自然治癒力が発動したことによる「好転反応」であり、薬を飲まずに時間が経てば必ずよくなると伝えて終了した。

それから二カ月経つと、不定愁訴は明らかに減った。しかし問題は、患者さん自身が強度の薬依存症であったことである。心臓薬、抗凝固剤をやめたことで、心臓病、血栓による脳卒中の心配が絶えなかった。加えて病院から処方される薬の中には、一日の服用量が倍増したものもあり、薬を処方されているのに薬を飲まない、というジレンマに陥っていたのである。

眠剤をやめた代用としては、眠りのリズムを司るメラトニンが多く含まれるケールというキャベツの一種の若葉から作った茶を勧めていたのだが、実行しても眠りの質はあまりよくならず、昼寝でどうにか補っているとのことだった。

しかし、それでも状態は目に見えて改善していった。それからさらにあとの四回目の診療のときには、週二回のデイサービスで楽しく過ごしているという話であり、それを表すかのように顔色は良好、表情も素晴らしく豊かになっていた。また不調の訴えもほとんどといっていいほどなくなっていた。病院での定期検診でもマイナス変化は見られず、さらには、処方される薬を迷いなく捨てることができるようになっていたのである。

このときは腹部にはＢＣＴ、その他、首、肩、四肢にはオルゴン療法を用いた。施療後はさらに体が軽くなったというので、押し車散歩などの予防リハビリを、大いに勧めて診療を終えた。

その後の経過も極めて順調である。デイサービスでは自転車こぎや書道、塗り絵、入浴などを楽しみ、理学療法士による上肢運動療法も、とても楽しく受けているという。「自分はおかげさまで恵まれている」と話す明るい表情からは、数カ月前の不平不満たらたらの姿は想像すらできない。

今も大学病院への通院は続けているが、あるときなどは、お嫁さんが病院まで送ってくれた車の中に杖を忘れ、スタスタと歩いて診療に向かったため、周囲の医師や看護師がたいへん驚いたという。私としては、まさに医師冥利に尽きる話である。

自分と妻で体験したオルゴン療法

――消化器外科医師　匿名希望

現代医療について

私は二十四歳で地方にある国立大学の医学部を卒業し、その後、中部地方にある大都市の国立大学医学部の付属病院に所属、勤務医として各地を転勤しながら約十年間、三十四歳になるまで消化器外科医として医療現場で主に手術をしてきました。その数千件以上にのぼり、助手時代も含めればその数倍は手術を行ってきました。

医療現場では、次から次へと運ばれてくる患者さんに対して、悪い病巣は切り取る。切り取られたところはつなげなおす。外科医としては、相手が八十歳でも九十歳でも患者さんは患者さん、外科の範疇でもっとも適切な治療をしていかなければなりません。

高齢の患者さんの場合に、はたして手術をして生きながらえさせることが本当に本人の幸せなのだろうか。このご老人は手術したあと、「助かった！」と喜び、生きることに本気を出してくれるだろうか――。このような矛盾が私の脳裏を駆けめぐることがありました。

しかし、現実はそのような疑問を、一人ひとりの患者さんにじっくり抱いている時間的余裕はありません。私は心の中に、そのような葛藤を抱えたまま、あまり深くは考えないようにして毎日目の前の患者さんを助けるために必死に仕事をこなしていました。

そんな中、私自身も自分の体調管理を怠っていたため、働きはじめてからさまざまな体の不調が出てきました。あるとき、体重が毎年1キログラムずつ減少していることに気づきました。学生時代からみれば10キログラム以上体重は減り、食事内容を変えても戻ることはなく減りつづけました。

血液検査や内視鏡検査などでは異常はなかったのですが、鏡の中の肉がこそげ落ちたような自分の姿を見て、「このままでは、長生きできない……家族、子どもを残して早死にはできない」と思いました。

また、自分の病気を治せない医者が、患者の病気を治そうとしている矛盾に気づきました。そのような状況の中で、今年の四月に思い切って今までの生活、仕事を見つめなおし新たなスタートをすることにしました。

その中でまず実践したいと思ったのは昔から言われている「医食同源」という言葉でした。心身は日々生まれ変わっています。毎日の食事が心身を作り出しています。そこで私はまず、自分の体を作る食事を自分の手で作り出すことから始めようと、そこから心と体、健康について見つめなおそうと思いました。

そこには自分なりの実感というか確信がありました。仕事のストレスで下痢が続いていたとき、たまたま飲んだ甘酒がものすごく効果があったことです。そこから腸内環境、発酵食品、酵素などを学びました。

また、今では断食による食生活のリセットがさらに効果があると感じています。断食は、今までにない目覚めと体の心地よさに気づくことができると思っています。

私は、今の医療にさらに助けになる方法があればそれを取り入れ、皆さんが元気で、健康になることを望み、西洋医学だけにとらわれず、患者さんの立場から「いいとこどり」の治療、健康法は何かを今見つめなおしています。

そんな私が出会ったオルゴン療法について、私自身の体験と妻のアトピー性皮膚炎への効果を述べたいと思います。

アトピー性皮膚炎は体が教える不調のシグナル

妻は、手のアトピー性皮膚炎を抱えていました。さかのぼれば中学生のころからで、小学生のとき、中学受験のため夜遅くまで塾に通って勉強し、塾では甘いものを食べ、子どもにしては健康とはいえない生活をしていたそうです。

そんな生活のせいなのか、本当のところはわかりませんが、中学生になって急に手に湿疹が現れ、かゆみとともに、ブツブツとしたところから水のようなものも出てきたそうです。そして、皮膚科に行き、ステロイド剤を処方され、それを塗り続けていました。

それがあるとき、薬が切れると湿疹が全身に広がり、学校に行けなくなったそうです。ステロイド剤がよくないということを、そのとき初めて思い知らされ、両親と必死で三カ月間、ステロイド剤に頼らずに過ごしたそうです。これは相当辛かったと思います。

けれども、妻の母は娘のアトピー性皮膚炎を治すため、食事療法を勉強し、肉料理を控えて野菜中心のいわゆる自然食品を使った食事にしてくれたそうです。パンもおかずもすべて手作りだったそうです。

自然食品のはっきりとした定義はないのですが、農薬や化学肥料を使わずに栽培した無農薬野菜といわれるもの、遺伝子組み換え農作物ではないもの、牛乳なら成分無調整、甘味料や香料、合成着色料、防腐剤や酸化防止剤といわれる保存料、栄養強化剤など、また、いわゆる食品添加物といわれるものが入っていない食品のことを一般的にそのように呼んでいます。

自然食品で手作りというのは、食材選びから下ごしらえ、調理に至るまで、時間と労力がかかり、なかなか楽ではありませんが、母のおかげで三カ月後、すでに高校生だった妻の、全身に出ていた湿疹は消えていったそうです。

結局、妻は四年間にわたってアトピー性皮膚炎に悩まされましたが、このときは徹底した食事療法が功を奏し、いったんは三カ月というスピードで治ったのです。

ところが、大学生になり一人暮らしを始めると、環境も変わり、母のように徹底した自然食というわけにもいかないせいか、折に触れて手に湿疹がまた出るようになってしまいました。

もともと妻の血圧は上の数値が70㎜Hg台です。おそらく、皮膚に異常があるのではなく、血圧が低く血液循環が悪いので、末端である手などに異常が出るのではないかと妻は言っています。私もその推測は正しいかもしれないと思っています。

つまり、人間の体では誰でも血液やリンパ液が栄養や毒素を運び、栄養は吸収され、毒素は最終的には主に尿として排泄されるという機能がありますが、妻のように末梢部分で滞ってしまえば、尿として排泄されるところまで到達できず、仕方なく正規のルートではない皮膚から出てくる、といったところではないでしょうか。アトピー性皮膚炎の多くが、現代医学では原因不明な点が多く、そのため治療の主体はステロイド剤の入った抗炎症剤と保湿がメインと思います。

妻は、ポジティブに考えれば、体の異常を知らせるために湿疹が出ているのかもしれないと言っています。湿疹が出れば食事などの生活習慣を気にするので、体の中に毒素を溜め込んでいることを知らずにいるよりは、ましだと言うのです。

確かに妻は、海外旅行に行って食事をすると、突然湿疹が出てくることがあります。食事に気をつけるように、自分の体がシグナルを出してくれていると考えるのは正しいのかもしれません。

病院での出産を選ばなかった私たち

アトピー性皮膚炎が薬では治らないどころか、その薬害に苦しみ、母親の自然食によって一時的にではあれ初めて皮膚炎が消えた経験をして、妻は、やはり自然に生きていくのが一番いいという思いを強くしているようでした。

結婚後、妊娠したときにも、妻はとても悪阻《つわり》がひどくて、近くの産婦人科に通院していましたが治らず、気分は暗く毎日ふさぎ込んでいました。

そのとき妻が思い出したのが『「幸せなお産」が日本を変える』の著者、吉村正先生が開いた「吉村医院・お産の家」でした。吉村先生は、一九六一年（昭和三十六）から五十年にわたり、二万例以上のお産に取り組んできました。

吉村先生は、自然なお産は母になる喜びに満ち、感動の瞬間を迎えることができるが、医療による人工的な出産は、母子の幸せを奪っていると主張しています。

妻は、私が西洋医学の外科医であるにもかかわらず、吉村先生のところへ行きたいと突然言い出しました。自分の夫が病院で働いているのに、どうして妻がわざわざ自然出産の産院に行かなければならないのか、当初、私はなかなか納得しませんでした。

私にはあまりに唐突な話でしたが、妻は思い立ったら居ても立っても居られない様子で、とりあえず一人で行ってみると、「お産の家」に出かけていきました。

するとそこに集まっている妊婦さんたちの幸せそうな、生き生きとした顔に接し、白衣ではなく作務衣を着た吉村先生のお話を聞いて、妻はますますやっぱりここしかないという気持ちになったそうです。

妊婦さんたちは、「お産の家」に通ってきて、薪割りをしたり、拭き掃除をしたり、炊事をして過ごします。古い大きな竈《かまど》があって、そこでご飯を炊き、お昼はみんなでそのご飯を食べます。みんなで山登りをすることもあります。そうして朝十時から午後三時くらいまで「お産の家」で過ごし、みな自宅へ帰っていきます。

吉村先生のお話の主旨は、「何も心配しないで、とにかく体を動かして働きなさい。そうすれば、女性にもともと備わっている力だけで楽に出産はできるものなのです」というものです。

吉村先生は妻に、「旦那さんを一度連れてきなさい。話してあげるから」と言ったそうで、さっそく、私は妻と吉村医院へ向かいました。そして、吉村先生の話と、看護師長と助産師さんの話を聞き終わったときには、すでに私には迷いはありませんでした。

「ここで産もう」と私は妻に言いました。このときの吉村先生との出会いは、のちの私に大きな影響を与えてくれたのでした。

なぜなら、今のほとんどの外科医は、吉村先生と正反対のことをしているからです。

つまり、吉村先生は赤ちゃんが出てこなければ、三日でも四日でもその子の出てくるタイミングを待つと言います。逆子でも、赤ちゃんにとって居心地がよいからそうなっていると考えます。ところが、外科医は待っていられないのです。時間が経てば経つほどお産に伴うリスクも大きくなると考え、切って出したほうが楽で安心できるのです。

吉村先生は、現代の病院で行われる人工出産は、女性が本来備わっている力を奪ってしまっていると言います。昔は、妊婦は出産ギリギリまで畑仕事をしたり、一日何時間も歩いたりして、あとは出産を楽しみにしていれば、子どもは楽に産まれていたのです。

今は、家で「ゴロゴロ、パクパク、ビクビク」という妊婦が増えてしまいました。動かず、食べたいだけ食べて、出産が怖いという女性が増えてしまったのです。

自然な出産のほうが、本来一番楽なはずなのに、今は自然に産むことのほうが難しくなっている。世の中の流れ自体を一人の人間が変えることはできませんが、多くの妊産婦をはじめ、妊産婦を取り巻く周囲の人たちが、今の世の中の過ちにすこしずつでも気づいていけば、世の中の流れは変えられる。吉村先生はそのように考え、情熱的に自然分娩に尽力されているようです。

この考え方を理解できない人には、吉村先生は二時間でも三時間でもかけて一生懸命に説明しています。吉村先生は、「幸せな自然出産」をするために自分は命を賭けているのだと言います。その心意気に、私たちは心底共感を覚えたのでした。

もちろん、吉村先生も辛い経験をされていました。当然のことながら、医師は医療を施し、薬を使わなければ収入が入ってくる当てがほとんどありません。それでも先生は、自分の考え方は正しいと信じて取り組みました。その結果、今では沖縄から北海道まで、多くの妊産婦たちが集まり話題を呼んでいます。

小松医師との出会い・そしてオルゴンを知った

私がオルゴン療法に出会ったのは、小松健治先生の「あうん健康庵」でのことでした。小松先生に施療していただいたオルゴン療法で、私は左膝に味わったことのない激痛が走ったのでした。そのときは痛すぎてその痛みの意味がわかりませんでした。一方、妻の変化には注目すべきものがありました。

妻は小松医師にオルゴン療法を試みてもらうと、直後から急に体がだるくなり、横になって休んでしまいました。このような反応を好転反応というそうです。

興味を感じた私に小松医師は、ぜひ四国の越野先生のところに行くよう勧めてくれました。そして二カ月後の七月に四国・松山に向かい、三日間にわたりオルゴン療法の手ほどきを受けました。

オルゴンリングの使い方を教えるため、越野先生が妻の両足の末梢をこすると、不思議なことに、足をこすっただけなのに妻の目がパッチリとしてきて、頬や口角が上がるなど、顔にも変化が見られました。

私が越野先生に、「なぜ末梢は詰まるのですか?」と質問すると、「保存料や食品添加物、そのほか過剰な検査や大量に使われる医薬品によって細胞が破壊され、死滅した細胞が末梢血管を詰まらせるのではないか」という回答がありました。

体を作る食事が大切なことはもっとものことですし、農薬や食品添加物は体に害を与えるのですから、摂らないほうがいいことはもちろんです。糖分は脳にはある程度必要なものですが、摂りすぎには注意しなければなりません。

しかし、農薬や食品添加物をゼロにすることは、現代社会においてはなかなか難しいものがあります。そこで、いくら気をつけても体内に入ってくる体に悪いものを、末梢刺激によって体液の循環を活発にすることによって、爪の出口から出してしまおうという考え方です。

また、骨盤が歪んでいると言われ、腰まわりもオルゴンリングでこすることを教わりました。かなり丁寧にこすったあと、越野先生がこれで太ると言われたとおり、妻の40キログラムの体重はその後43キログラムになりました。

私のほうは、最初、越野先生から手足の指先をこすられたとき、十本とも痛みを感じませんでした。ところが、徐々に痛みが増してきて、とうとう生まれてから味わったことのない痛みに襲われ、反対側の足をやってもらうのが嫌になるほどでした。

初めての体験では、私よりも妻のほうが即効性を実感したようです。しかし私も、よく膝下が重くなると膝の裏にゴリゴリとしたしこりができていたのですが、それをオルゴンリングで思いきりこすると楽になることに気づきました。ただ、私は鈍感なのかまわりの人が言うほど自分ではその効果は実感しませんでした。

二回目のオルゴン体験と、そして三カ月後

その後、自宅に帰ってから越野先生から教えられたオルゴン療法を自分たちで続けました。妻の手のアトピーは、回復の兆しが認められました。妻は、種々の療法を試してきたのに、今回はオルゴン療法以外試みていませんから、この療法が自分に合っていると感じているようです。

医学的には皮膚細胞が古いものから新しいものに生まれ変わる周期は、約四週間といわれています。ですから、オルゴンで施療してすぐ次の日から脱皮したようによくなることはないでしょうが、松山に行ってからすでに三カ月、妻の皮膚はほぼ九〇%、問題がなくなっていると言っていい状態になっています。

私のほうは、体力の回復や、痩せすぎの体への効果はあまり顕著ではなく、実感がない分オルゴン療法もサボり気味でした。越野先生のところへ二回目に訪問したのは、十月下旬のことでした。

一回目の体験のときは、叫ばずにはいられないほどの痛みでしたが、二回目は叫ばずに済むくらいの痛みでした。まえは七転八倒していたので、自分の足が真っ赤になっていく様も見る余裕はなかったのですが、今回は施療したほうの足が真っ赤になっていくのが、左右差でしっかりと見ることができました。

ほかにも左右差で見定めたことは、足のぬくもりが左右で違ってきたり、すぐに膨らんでポッチャリしてきたりする感じがわかりました。ポッチャリしてくるというのは、医学的には組織がゆるんで血が通い出すことで、そう見えてくるのだと考えられます。

私の足は痩せすぎていたので、筋膜や組織膜がギュッと引きつったように締まり、栄養が流れにくくなっていました。そこをオルゴンリングでこすったり、たたいたりすることによる刺激で組織にすき間を作り、血が流れやすくなることによって、足がフワッと膨らんだり、ポカポカしてきたりするというわけです。

足のみならず、背中、肩、あばらの見えていた胸も、確かに肉がついたような、締まった体つきに変わり、施療まえのガリガリした感じがなくなりました。

これらのことから、オルゴン療法の即効性はやはりあるのだと感じました。

このとき以来、私には、今まで下がり続けていた体重が、下げ止まった感があります。まだ短期間ですが1・5キロは増えたでしょう。

一回目の体験のときは、正直なところ、自分に合っているのかどうかもよくわからないというところがありました。しかし、目の前で妻のアトピーが治っていくのを見ていたので、ある一定の効果は感じていました。

そして私は二回目の体験により、オルゴン療法の効果を実感できたのです。効果を実感できた私は、両足の指にリングをつけることにしました。両足とも第一指、三指、五指の三本です。はめたまま靴下も、靴も履いて歩きます。

すると、歩くときの多少の痛みが、いわゆる「イタキモチいい」という感じになり、歩くたびにおあつらえ向きの末梢刺激が足の指先に加えられます。また日によって痛みがない日ととても痛い日があり、その日の自分の体調が悪いんだなと気づくことができるようになりました。その結果、驚いたことに、夏でも冷たかった私の両足がポカポカと温かくなりました。

医師から見たオルゴン療法

それでは、なぜオルゴン療法で、さまざまな体の改善がなされるのでしょうか。

これについては、先輩である小松先生が詳細な研究をなされており、私のようなまだ経験して三カ月の者が語るのはおこがましいのですが、私が今思っていることを述べたいと思います。要点をまとめると、次の六点になります。

①末梢刺激療法である
②即効性がある
③誰でもできる
④はめるだけでも効果的である
⑤痛みによって神経細胞を活性化させる
⑥痛みのない方法としては、症状に合ったリングを身につけることで、さまざまな症状を軽減できる

①オルゴン療法では、手足の指先（とくに足）を刺激することが最重要です。末梢は、動脈・静脈・リンパ・神経など身体の先端部分で、ポンプ機能を備えた心臓からもっとも遠くにあって、血液がUターンするところですから、確かに老廃物が溜まりやすいところです。そこの部分は正直、今の医学はあまり重要視していません。越野先生にうかがうと、「爪の生え際に老廃物の出口があって、そこが詰まっていると体内に毒素が溜まってしまう」と言われました。医学書には、体内の老廃物は汗や尿、便、鼻水などとして排出されるとあり、爪の生え際から出るという考え方は一般的ではありません。
ところが、妻の手の指十本のうち、アトピーの症状がひどい指は、爪の生え際が腫れ上がっていて、いかにも出口がふさがっているような感じが確かにします。これは医学

の教科書では説明されていないことなので、爪の生え際から体内の老廃物が排出されているのかどうかは、改めて検証する必要があります。

②即効性については、自分の体の変化で感じることができました。また、妻のアトピーも皮膚の症状であり、見てわかるので実感できました。しかし、私の技術不足のためか、他人へ施療した場合の効果はまだ実感できず、他人へ行う自信はないのが現状です。今後、施療者の立場で即効性が実感できれば、私のオルゴン療法に対する立場も変わると思います。

③自分でも家族でもできることは素晴らしいことだと思います。自分の体調管理の道具として身につけ、愛用することは心の支えになると思います。
　また一方で、施療者によって施療効果が違うことも指摘しないといけないと思います。たとえば越野先生が行った場合と、自分や他の人が行った場合では、やはり効果に違いがあるということは事実あると思います。

　しかしこの点は、現代医療の分野でもよく考えると似たところがあり、たとえば同じ手術でも行う医者によって多少差はあります。すべての技術には知識と経験が必要であり、これは仕方がないと思います。

④はめるだけでも効果がある点については、個人差がある気がします。

越野先生は、「感じる、感じないは個人差があるが、ただ、体の中では絶対に同じことが起こっている」と言います。ですから、すぐに効果が出なかったからといって、すぐに否定するつもりはありません。この点についてはもうすこし時間をかけて答えを出したいと思います。

⑤なぜこれほど痛いのかについては疑問を持っていました。

私が医者として行ってきた医療とは、患者に優しい医療です。患者さんは病気の身であり、いかに心と体の苦痛を取り除くかを優先させてきました。がん患者さんに対しては、早期から除痛治療を併用することは、現代医療ではＷＨＯ（世界保健機関）のガイドラインでも言われており、世界の共通の認識になっています。

しかし、オルゴン療法はそれとは正反対です。ひと言でいえば患者に厳しい治療です。私も体験して、あれほどの痛みは経験したことがなく、まさに拷問でした。しかし、それに耐えたのも、自分が治りたいと本当に思い、受けてみようと信じたからです。自分や他人に甘え頼ったり、楽をしたりしても自分自身はごまかせない。本気で治りたい人には、その先の門が開かれるのではと思っています。今では、痛み刺激で自律神経を介して脳が刺激を受けることが、オルゴン療法の本質ではと考えています。

大脳を目覚め気づかすオルゴンリング

最後に、オルゴン療法を通じて感じた新たなことがあります。

私は現役の医師であり、現代医学を否定はしません。多くの人が救われた現場を目の当たりにしています。また日々進歩もしています。それでも今、病院で完治が難しい人や、原因はわからないが調子の悪い人、治療の副作用で苦しんでいる人たちが存在していることも事実です。

そんな人が、実際に病院を受診しても改善が見られないとき、次にどこへ行くのでしょう。家族に相談し、近所の人に悩みを打ち明け、書店やインターネットで巷に溢れかえる情報の中から、自分の道を探しださなければなりません。

オルゴン療法は、末梢循環の改善で血のめぐりがよくなり、体の老廃物が流れ出して全身が変わるという理論をもとに、越野先生が二十年間二万人の人に応えてきた情熱と信念の結晶であり、その実績は本物と思います。

今後医師の立場からオルゴン療法に対して冷静な目で判断したいと思っています。つまり、私の妻のようにオルゴン療法が効きやすい人、私のように効きにくい（感じにくい）人がいること、効かない（感じない）人は、なぜ効かなかったのかということを検証していくと、オルゴン療法はもっとわかりやすくなると思います。

今回、自分の不健康とオルゴンリングを通じて気づいたことは、人間ほど大脳の発達した動物はいませんが、人間ほど不健康な動物もいないということです。野生の動物には生、死はありますが悩み、苦しみ、病気、不健康などはないと思います。

つまり人間の病気は、すべて大脳の仕業であり自分自身の問題ではないか、人間社会のストレスを脳が回避したり、自己防衛したりした結果、身体や精神に異常を発している、それが病気ではないかと感じます。「病は気から」、それが病気の本筋ではないかと思うのです。

それでも、医者としては患者さんが助けを求めて病院を受診される以上、こちらも助けたい、お役に立ちたいと思います。「病気は自分の問題だから自分で治せ」と言っても患者さんに理解されることは難しく、そう言われた人はおそらくほかの病院に行くでしょう。そこで私は医師として何ができるでしょう。今は自問自答しています。

これから私は、オルゴン療法を取り入れながら、西洋医学、東洋医学、食事療養など、今あるさまざまな方法を整理し、取り入れ、組み合わせて、新しい体系を作り出したいと考えています。

耳鼻科医師である自分が治せなかった自分の難聴が、一日で治った事実は動かせない

――耳鼻咽喉科医師　匿名希望

現代医学から鍼灸ほか何でも試みたが……

私は親の代からの耳鼻咽喉科の医師ですが、越野さんとオルゴン療法との出会いは、私の医師としてのものの見方や医療に対する考え方を、大きく広げてくれるものでした。

私が松山の越野さんのところに伺ったのは二年まえのことでしたが、今回は、私の町にまで来ていただき、久しぶりにお会いして、あのときのことをまざまざと思い出しました。今回は、何不自由なく、自然にお食事をしながら談笑できましたが、あのときはそれどころではありませんでした。

当時、故郷の町で親の医院を継ぎ、順調に医師としての実績を積み重ねていました。ところがある日、朝起きてみると、耳の感覚がおかしく、頭の中でカーンというようなうつろな感覚があるだけで、物音がほとんど聞こえなくなっていたのです。それまでも時折、耳鳴りなどはしたことがありましたが、大したことはありませんでした。自分で自分の耳を診療する必要もなかったのです。

しかし、この日は違いました。自分の知るありとあらゆる応急処置を施しても、耳の感度は上がりません。普通の声での会話ができなくていぶかしむ家族に、急いでこの状況を説明し、診察室にあった補聴器を着けてみました。しかし、家族が相当大声で話しているらしいのですが、かすかにしか聞こえません。

まもなく患者さんも来るし、どうしたらいいのか、私は焦りました。とりあえず拡声器つきの性能のいい補聴器を着け、マイクを相手に向けて大声で話してもらうしかありませんでした。患者さんもびっくりしていましたが、耳鼻科の先生なのだから、すぐ治っていつものような診察ができるようになるだろうと、話しているようでした。

これは自分だけではどうにもならないと思い、かつての医学部の同僚や、耳鼻咽喉科の学会で知り合った先輩などにも、メールや手紙で問い合わせ、さまざまな薬品や物理療法も試みました。

しかし、効果はまったく挙がりませんでした。このときほど、自分の修めてきた医学の無力さを感じたことはありません。仕方なく、耳に効くという鍼灸師のところに通ったり、いくつもの代替療法も試してみました。

医師としては当然、原因は何なのか、今までの患者さんで似たケースはなかったのかなど、医学者としての探究心もありました。自分の生活の中で思い当たることといえば、誰にでもある精神的なストレスくらいなものでしたが、それも耳が聞こえなくなるほど大きなものとは考えられませんでした。

ラジオのボリュームが上がるように蘇った聴力

とにかく、訳がわからないまま、補聴器頼りの苦しい診療活動を続けていたある日、親しくしている近所の人で、自然療法を研究されている方が、高齢による難聴で私の医院に来られました。

そして、私の様子を見ると、ぜひ紹介したい人がいると言って、自分もいっしょに行くからと、初めて越野先生のところへ連れていっていただいたのです。

道々、説明を受けましたが、もちろん今までいくつも経験している代替医療の例に漏れず、その効果についてはまったく半信半疑でした。ただ、手足の末梢刺激をするのが、相当痛いのでそれだけは覚悟しておくように言われました。

ところが、松山の越野先生にお会いして、さっそくご指導いただいたオルゴンリングによるマッサージは、私が恐れるとともに期待していたのに反し、まったく痛くないのです。

最初、越野先生は、私の耳の近くで大きな音を出して、難聴の度合いを確かめました。相当大きな音も聞こえないことを確認された後、なんと驚きもしないで、「大丈夫。聞こえるようになって帰れますよ」と言われます。

私はそう言われても、今まで何回もこの種の療法に裏切られていますから、にわかには信じられませんでした。

そして指導を始めていただいたのが、足のマッサージ方法でしたが、越野先生は、私が痛みを訴えないので、すぐなるほどと納得されたような顔をされました。

足の指先を相当強く刺激しているのに、私の足はその痛みを感じないほどに鈍くなっていたらしいのです。

越野先生はそれでも熱心に一時間近くマッサージを続けられ、足の全体が血流で赤くなってきたのとほぼ同時に、さすがの私も痛みを感じはじめました。すると越野先生は「よしよし」というようにうなずかれ、さらに両足から手指、全身に刺激を広げました。

痛みが強くなるにつれ、明らかに私の感覚に変化が生じました。なにか、耳の奥でラジオのボリュームが上がるように、だんだん音が鳴りはじめたのです。

信じざるをえないオルゴン療法の効果

「あっ、音が聞こえました、すこしずつ……」

と喜びの声を上げる私に、越野先生はうなずきながら、一息入れ、トイレに行ってきてはと勧めます。行ってみると、普段見たことのない濃い色の尿が出ました。

そのことを告げると越野先生は、「そうでしょう」と言いながら、次のように説明してくれました。

――すぐわかったのは手足末梢が完全に麻痺していたことです。この症状では、多分、大量の薬を服用したでしょう。ひと言で言えば、そうした毒物や詰まっていた老廃物が排出され、末梢の詰まりが通って末梢神経が生き返れば、まず耳の聞こえ方は改善しますよ。この場で補聴器も外せるでしょう。これは、すべての病気に有効なので、医師としてぜひ研究してみていただきたいですね。――

結果は、確かに越野先生の言うとおりでした。補聴器を使わなくても、ほぼ九五％程度まで聴力は回復しました。ただ、私は驚きと感謝の一方で、用心深く、この回復が一時的なものではないかと、やや不安ではありました。すると先生は、あとはこのやり方でご自分でできますから、ぜひ続けてくださいと言われます。

以前のように普通に会話ができるようになって帰った私を見て、家族や患者さんは、驚きながらわがことのように喜んでくれました。そして私は、越野先生から教わったとおりのやり方でリングマッサージを行い、一カ月後、先生に、「本当に、ありがとうございます。耳はまったく異常ありません。感謝感激です」とＦＡＸを差し上げました。

連れていってくれた隣人には、

「耳の病気を耳鼻科では治せないんだよなー。こんなには」

と冗談半分に言って笑いましたが、本当に、あのときのことを思い出すと笑い事ではなかったのです。

それにしても、なぜオルゴン療法がこんなに効果を発揮するのか。その医学的解明が待たれるとはいえ、私は越野先生の持っている余人にない「癒しの力」とでも言うべきものは無視できないと考えます。

しかし、越野先生ほどではないにしても、誰がやってもその効果が期待できるとしたら、オルゴン療法はもっと認知されるべきでしょう。

西洋医学の世界の内部にさえ、今の医学で治せる病気は、せいぜい全体の三割程度ではないかと言う人もいます。私は、自分が勉強した今の医学に、もっと希望を託したいとは思いますが、確かにこれからは、西洋医学が万能でなく、代替医療にも、もっと積極的に目を向けねばという思いを、新たにしています。

◆透析学会における学術集会・総会での発表内容

【越野注】 オルゴン療法二十年の歴史の中で、もっとも画期的な出来事の一つは、二〇〇四年六月十九日、社団法人日本透析医学会学術集会において行われた、「オルゴンマッサージ療法およびツボ刺激の効果」という学会発表であった。発表内容は、「糖尿病性神経障害に対する代替医療の試み」であった。前著でもその一部を紹介したが、ここでは当時のビデオ記録をもとに、そのほぼ全体を紹介することにする。「オルゴン療法とは何か」という基本的な説明と、三つの症例に対して、オルゴン療法およびツボ刺激を併せて治療した場合の効果の報告である。

【目的】

近年、東洋医学的医療から始まったさまざまな代替医療の活用が見直され、西洋医学的伝統医療などから始まった代替医療と併せて、統合医療という概念が広まりつつある。欧米諸国では多くの患者が、何らかの代替医療の恩恵を受けているという現況の中、日本でもマスコミの影響に押されて、患者の要望も強くなってきている。

そこで、その一環として、オルゴンエネルギーを利用したオルゴンリングによるマッサージ療法、および経穴、つまり、ツボ刺激治療による患者のＱＯＬ（quality of life＝患者の立場に立つ治療法）向上について検証してみた。

【方法】

方法は、神経学的所見を伴う透析患者さんに対して、オルゴンリングという一種の気の調整器によるマッサージを施行した。さらに、足底中央部に位置する湧泉《ゆうせん》というところに刺激を加えた。そして、サーモグラフィーを用い、施行前後の皮膚温度を比較検討した。

【オルゴンエネルギーとは】

古くは十九世紀にチャールストン・バスチャンにより発見され、二十世紀になり、オーストリアの精神分析学者ウィルヘルム・ライヒによって再発見され、治療に応用されるようになる。

その後、さまざまの研究がなされ、バイオンという海の砂の中から培養された小胞体から発する放射線・生物エーテル・波動エネルギー、また、宇宙全体に充満している万物にあまねく存在しているともいわれるエネルギーである。根源的な創造的フォースという表現をされている。

それらは、中国でいう「気」、インドでいう「プラーナ」などに相当するものと思われる。

フロイトの弟子であったライヒは、リビド理論の性的衝動エネルギーからホルモンという名前を付けたといわれている。また、ライヒは、オルゴン・ボックスというオルゴンエネルギーを集積できる部屋をつくり、患者をその中に入れ、治療に応用し、効果を挙げていたといわれている。

当クリニックで使用したものは、越野稔氏の作られたオルゴンリングで、オルゴンエネルギーを集積できる器具の一つと考えられ、金属製である。リングには施療用のほか、腰・首・手足など身につけるためのリングもある。

【東洋医学と経絡】

東洋医学は自然に観点をおいた陰陽・五行説を根本的な考え方とするエネルギー医学の一つで、気功法など、気の流れを主に、治療を行う。

よって、体全体に受ける気の不足やバランスの崩れが病気の原因とされており、気のエネルギーが流れる主要な経路が経絡といわれるもので、全身をめぐり、所属区域内の生命活動を司っている。経絡には、経脈と絡脈の二つがあり、経脈は十二の正経と八つの奇経からなり、体を縦に流れている。絡脈は縦に流れる経脈から分岐して十五絡脈からなり、これらすべてを経絡と呼んでいる。

この経脈に沿った「気血」の滞りのないバランスのとれた流れのある状態が健康体とされている。

その十二の正経の一つに、腎経という経穴があり、その気脈のあるツボが**湧泉**（足裏のほぼ中央）であり、元気が泉のように湧く経穴といわれている。ここを指か棒状のオルゴン経絡棒で押しながら、刺激を与えていく。


【マッサージ法】

末梢のマッサージは必須である。経路に沿って経穴へ流すように行う。

足の指の両側面、先端を中心に末梢部分をこすっていく。

足には次に示すように、五つの経脈が流れており、それぞれの経脈に沿って、経穴のほうに流れを通すようにマッサージをしていく。

膀胱経（小指）、胆経（薬指）、胃経（中指）、肝経（第二指）、脾経（親指）

マッサージは足だけでなく、手指の末梢部も同様に行うが、首や肩や腰など痛い部分や、腋下、鼠径部など、リンパの流れに沿って全身をマッサージしていく。


【オルゴンエネルギーの作用】

血液・リンパ液の循環を促進させ、ホルモンの分泌を促す。こりや痛みや腫れを取り去る。神経のバランスを整えるなど、次の一覧のようにあらゆる作用があり、リウマチからアトピー、がんに至るまで有効であるとの報告が数多くなされている。

1　血液・リンパ液の循環を促進させ、ホルモンの分泌を促す。
2　皮膚免疫機能を活性化する。
3　こり・痛み・腫れを取り去る。
4　皮膚の炎症を取る。
5　神経バランスを整える。
6　あらゆる排泄機能を活性化させる。
7　身体に「気」を取り入れる。

次に、具体的な当院の実例を説明する。

【症例1】

・57歳、男性。
・慢性腎不全・糖尿病。
・昭和53年頃、糖尿病を指摘された。
・平成13年6月より糖尿病性腎症の治療を受けるも平成13年10月1日より維持血液透析

加療。
・平成15年右大腿骨骨折。
・HbA1c ７・２％
・BS １７６mg／dl
・症状…両下肢の冷感・痺れ・ピリピリ感。

約25年前に糖尿病を指摘され、昨年から透析治療を受けている。

症状は、両下肢の冷感、痺れ、ピリピリ感である。右足のみに約15分間マッサージを行い、その前後をサーモグラフィーで観察する。

すると、いったん皮膚温度は下がったが、1時間後に、初めより上昇しており、左足にはリングを巻いただけだが、皮膚温度は再上昇してきた。その後、もう一度施行し、この患者さんの症状は消失している。


【症例２】

・76歳、女性。
・糖尿病・慢性腎不全。
・昭和61年ごろ、糖尿病を指摘される。

・平成7年2月、脂質降下剤による横紋筋融解症を起こし、急性腎不全発症。
・平成9年3月血液透析導入。その後、うつ病など併発。
・Hb Alc 5・9%
・BS 229mg/dl
・Th 12−L1圧迫骨折、変形性膝関節症。
・症状…両下肢の冷感・痺れ・ピリピリ感。

昭和61年に糖尿病を指摘され、平成9年に透析治療を開始。腰椎の圧迫骨折を合併している。

症状は、両下肢の痺れ、冷感、疼痛、および腰痛。

まず、右足に10分間、マッサージを行い、次に左足を行った。最初両足指の皮膚温度は30度前後であったが、施行30分後には、32～33度まで、指先であるが、上昇する。その後、この患者さんも両下肢の痺れ、冷感は消失し、疼痛や腰痛は軽快した。

【症例3】

・68歳、男性。
・慢性腎不全・糖尿病。

・平成13年6月より糖尿病を指摘される。平成十四年脳梗塞発症。
・同年10月に血液透析導入。
・HbAlc 6・0%
・BS 148mg/dl
・症状…右半身片麻痺、両下肢の疼痛・痺れ感。

平成13年に糖尿病を指摘され、平成14年に脳梗塞を併発、透析治療を開始する。症状は、右半身の片麻痺、両下肢の疼痛、痺れ感であるが、約10分間のマッサージにより、末梢部分の皮膚温度の上昇がみられた。

この患者さんの両下肢の痺れは消失した。

★三症例ともにみられた共通点は、末梢の皮膚温度上昇と、下肢疼痛・痺れ感などの症状が消失したことである。

その他、当クリニックにおける実例は、次のとおりである。(最初のアルファベットは患者のイニシャル)

1. SS……筋肉痛の消失

2. HS……不整脈があったが、自動血圧測定が可能となる。
3. MS……背部痛・肩こり・頭痛の消失。血圧の安定化。
4. KK……HD痙攣の消失。
5. IS……腰痛の軽快。
6. HM……下肢冷感の消失。腰痛・下肢痛の軽減。
7. TS……肩部痛の改善。血圧の安定化。
8. IK……血圧の安定化。血圧保持。
9. SY……三叉神経痛の改善。
10. HM……腰痛ほぼ消失。

筋肉痛、肩こり、頭痛は即座になくなり、透析中の痙攣、腰痛の消失、血圧の安定化、三叉神経痛の軽快など、施療した患者はほぼ全例に回復がみられる。

【統合医療について】

数年前にアメリカで脚光を浴び、NIH（アメリカ国立衛生研究所）の推進や大学における研究センターの設立など、本格的にアメリカでも取り上げられている。

カイロプラクティックや鍼、ホメオパシー、ハーブ、サプリメントなどが挙げられるが、

統合医療について

数年前にアメリカで脚光を浴びる。

2001年サンフランシスコにて国際相補代替・統合医療会議。

NIH（アメリカ国立衛生研究所）の国立相補・代替医療センター（NCCAM）が推進。

アメリカ13大学にCAM特別研究センター設立。

栄養補助食品部門（ODS）設立。

- カイロプラクティック
- 鍼
- ホメオパシー
- ハーブ
- 健康食品・サプリメント

米国CAM利用率

1996年	34%
1997年	42%
2001年	50～60%

統合医療考

健康食品・栄養サプリメント
整体・カイロプラクティック
イメージ・催眠・アロマ・
音楽・波動療法

その他
民間療法など

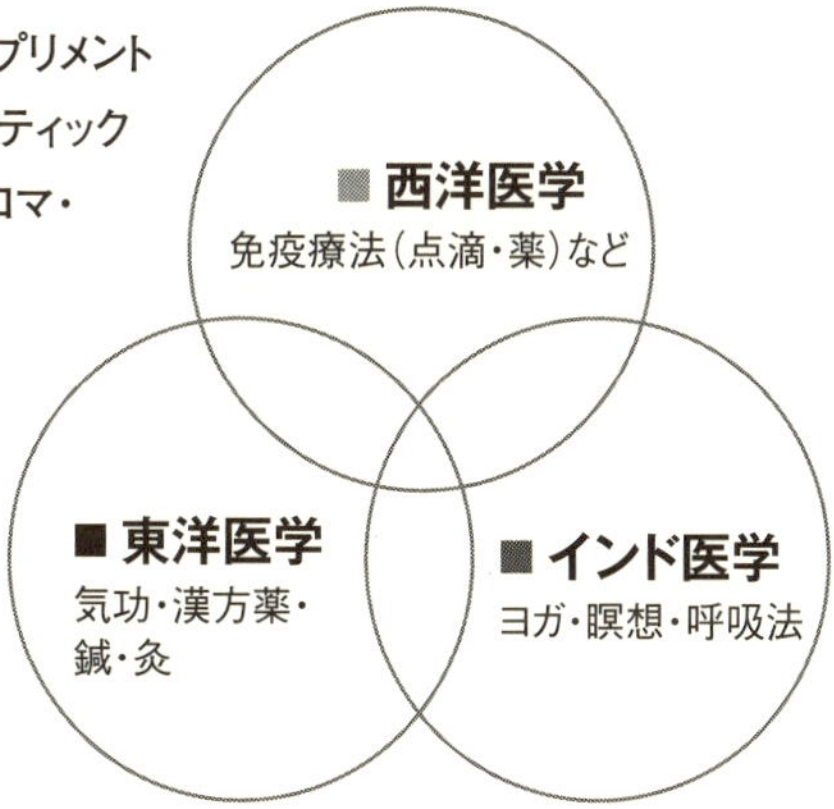

二〇〇一年にはアメリカで、五〇％から六〇％の患者が利用しているとの報告がなされている。

一方、日本においても、あらゆる医学が取り入れられる環境にあり、大まかではあるが、たとえば、西洋、東洋、インドなど、文明に根づいた伝統的な医学もそれぞれ優れた部分を取り入れて、患者本意の善意的な医療を進めていく必要があると思われる。

【考察】

・オルゴン療法および湧泉刺激は下肢血流改善効果もあり、さまざまな痛みの治療において、ほぼ全例に効果を発揮し、透析患者のＱＯＬ向上につながるものと思われる。

・今回は、サーモグラフィーだけの結果であったが、オルゴン療法の効果を科学的（客観的）に証明できる方法を見つけ、研究していくことが必要と思われる。

【結論】

透析医療にも副作用のない有用な代替医療を積極的に取り入れていく必要があると思われ、その中でも、とくにオルゴン療法は有用な治療法の一つである。

3

これらの事例は
もう奇跡ではない

オルゴン療法が効果を挙げる原理

医者が奇跡だと言うまえに、私にとっても最初は奇跡だった

プロローグでお話ししたように、私は、まだ徒弟制度がある時代に刃物製造の技術を修得して後、独立開業した。刃物は切れ味が勝負であり、それが作れる職人だけが信頼される世界だが、おかげさまで全国の有名な刃物問屋からの注文が来るようになった。

そんな忙しい中、私の夢は、五十歳になったら、刃物作りの経験を生かして、世のため人のために役立つものを作ることだった。多くの友人たちは、私の夢を聞くと、「よく切れる刃物を一生作り続けてほしい」と言った。

しかし、私の想いが叶ったかのように、一人の友人が、ファッションを重視したブレスレット（リング）を作ってほしいと言ってきた。それが私の転機になった。

なぜならば、それがゴルフ仲間でも評判になるくらい、健康的な効果を挙げたのである。ひどい肩こりが消えてしまった、しかもつけたとたんに治ったと言う人が続出した。これは、作った張本人である私も信じることができなかった。

たとえば、納得の行かないまま、膝痛で歩くのもやっとという女性にリングを試してみたことがある。そんなに痛いのであればと、足首にリングを巻いてあげた。すると、半信半疑の私の目の前で、つけたとたん痛みはピタリと止まった。しかも、正座までできるようになってしまったのである。

2章で紹介した四国八十八カ寺の番外札所・鎌大師堂の庵主・手束妙絹さんに出会ったのもこのころである。木魚をたたくので、つねに、親指から肩にかけての痛みに悩まされていた妙絹さんは、私の作った指輪をはめたとたん、

「あら、この指輪、なんて効くんでしょう、指の痛みから肩の痛みまで全部消えたわ。今までの痛みはどこに行ったのかしら」

と、その効果に本当にびっくりしていた。

妙絹さんが守っている大師堂には、全国から庵主さんを頼って参拝者が来る。彼らの中には、長旅で、足も腰も痛めてしまう人も多くいたが、ここでもリングの効果は如実に表れた。

妙絹さんは、私にはきっと龍神様が宿ったのだとまで言ってくれた。リングも龍によく似ていると言うのである。

というわけで、医者が奇跡と言うまえに、私にとっても、リングの持つ効果は奇跡だったのである。しかし、現実に元気になった人々を見て、私としては、不思議だけで放っておけない心境になった。

そこで、私は初めて『病気の治し方発明発見』という本を出版した。発明とは、オルゴンリングのことであり、発見とは、末梢療法などのリングで行う施療法である。その反響は驚くほどのものだった。

この本に、私は「二十一世紀は医者いらずの時代になる！」というサブタイトルを付けた。このことに私は大きな責任を感じた。だから、どんなことがあっても、医師が認めてくれるまでやり通す決意をした。それこそ寝る間も惜しんだ。

何と言われても、医学でも治せないと言われたがん患者の病状が改善しているのである。だから、オルゴンリングを医療の分野で役立ててもらいたいと考えた。だが、当時は、そうした動きは皆無だった。

私がさらに、『病気ほど簡単に治せるものはない！』という本を出版したのは、もちろん、それで利益を得ようとしたからではない。ただ、この不思議な現象を解明してくれる動きがほしかったのである。

今は、奇跡だと言われる事例も、私にとっては奇跡ではない

やはり、2章で触れたうつ病の男性も忘れることができない人物の一人である。妙絹さんに言われて、私は彼のもとを訪れた。そして、這って移動し、小声で話す彼の背中をさすり、何気なくリングを足に近づけた。

そのとたん、彼は、「やめてくれ」と大声を出した。次の瞬間、彼はうつ病が治ったと言って、立ち上がり、ゆうゆうと歩き出した。

今思えば、これが、オルゴン療法を完成させるきっかけになったとも言えるだろう。そ

の後、彼は素晴らしい才能を発揮し、写真と見間違えんばかりの精密な絵を描き、新聞に投稿した俳句は、連続百十八回も入選し、川柳も発表している。

これらの事例について、多くの人々が「奇跡」という言葉で言い表そうとする。しかし、多くの悩める人々が、その苦痛から即座に解放される様を見てきた私にとって、今や、これは当たり前のことであって、奇跡ではないのである。

その例をいくつか、挙げておきたい。

◆心臓が悪く、胃や肝臓、腎臓までも具合が悪かった女性は、五分くらいさすってあげただけで、症状が治まった。一週間後の検査で何の異常も見られなかったという。彼女は、医者に「医者をバカにしてはいけない」と罵られたそうである。

◆病院で寝たきりの女性にリングをつけると、白い足が赤くなり動き出した。この女性は、「こんなに効くリングを作ると、病院経営が難しくなる。薬事法上の問題が出る」と言った。私は、薬害で再起不能とまで言われた体験を話し、医学では治せない病気をリングで改善する、そのためにリングを作ったのだという話をした。

◆リングをつけただけなのに、予定していた胃がんの手術をせずに済んだという報告をしてきた人がいた。

◆山里に住んでいる私の同級生は、病院通いの明け暮れで、這って移動し歩くことができなかった。彼女にリングを送り、足と手首につけるようにと言ったところ、つけた瞬間に歩けたという返事があった。一時間後には、急な斜面での畑作業もできるようになった。二十年近く経った現在も再発はない。

◆阪神大震災の翌年、復興目覚ましい時期、県立病院に入院していた植物状態で意識不明の男性に、足の末梢刺激を試みた。その直後、意識が回復した。

◆東京在住の大原さんは、実家の母親が入院している新潟県上越市の病院へリングを持っていった。医者から、時間の問題と言われていた母親は、リングをつけて意識が戻り、一カ月後には退院して農作業もできるようになった。

長野県の小児科医・大森久芳先生に出会ったのがちょうどこのころだった。リング療法を受ける女性が変化していく様子をそばで見ていた先生は、とても驚いていた。

奈良県の女性はリウマチだったが、オルゴン療法を受けたあとに検査をしたところ、血液データは正常値になっていた。

いつか、医学の分野で医師に認めてもらいたいという願いは、大森先生や上野先生、小松先生をはじめとする医師たちとの出会いで実りはじめた。今ようやくスタート台に立ったような気がしているのである。

「切れない刃物は役に立たない。リングも効果が出ないものは役に立たない」というのが、私の信条である。だから、効果の出る、体が必要とするリングを私は作っているのである。

また、私がオルゴン療法に専念したもう一つの理由は、病が改善したことが、明らかにわかることである。長年刃物作りをしてきたが、どんなに精魂を込めて鍛えても、鉄は「切れるようになった」とは言ってくれない。「病気ほど簡単に治せるものはない」などと本のタイトルに付けたのには、こんないきさつもあったのである。

オルゴン療法には、オルゴン療法の原理がある

リングの効果を試していたころ、私にとっても奇跡的で不思議なことばかり続いた。そこで、全国でも有名な医師を訪ねた。

その医師は、「氣」に関心のある人で、私の気によって病気が改善しているのだろうと言った。私が大丈夫と言えば、がんでもよくなる、リングには私の「氣」そのものが入っていて、それが病気に効くのだと言うのである。

確かに、東洋医学では、自然に観点を置いた陰陽五行説を根本的な考え方に据えて、気功法など、気の流れに沿った治療の仕方をする。

また、西洋医学では、病院へ行くとわかるように、精神科、神経内科、胃腸科、心臓内科、外科などなど、ありとあらゆる科目に分けられている。それぞれ専門の医師がいるのを見ると、まるで人間を機械のように見立て、それぞれの臓器は機械の部品扱いである。

人間が機械ではない何よりの証拠は、健康か不健康かを測る基準に個人差があることだ。西洋医学では、それをすべて数値で表し、測定基準値で健康状態を把握しようとするが、

これには大いに疑問がある。

たとえば血圧に関して、ある県で随一と言っていい大病院の院長夫妻と、こんなやり取りがあった。この医師夫人は長いこと高血圧症で、しかも危険域をはるかに超えながら、処方薬はすべて効果が出なかったという。

医学の分野では手の施しようがないと言って、私のところを訪ねてきた。私はまず夫人の両足首にリングを巻いてあげた。すると、夫人はいきなり立ち上がり、ゆうゆうと歩きはじめた。この姿を見て医師は驚き、大丈夫かと心配していたが、無理もない。あまりにも高い血圧に、倒れでもしたら大変と寄り添ってここまで来た夫妻だった。

医師はさっそく、持参した血圧計を取り出して夫人の血圧を測ろうとした。ところがなぜか血圧計が作動しない。電池を換えたりして、何度も試みたが結果は同じだった。

夫人は、「血圧計で測らなくても、ほら、こんなに軽々と歩けるのだから、自分で血圧が下がったことくらいわかる」と涼しい顔で言った。そしてまだ半信半疑でいる医師に、「この不思議な現象こそが、多分、オルゴンの世界なのよ」と話しかけていた。

この事例では、たまたま測定値が出なかったわけであるが、数値万能の医学への疑問を象徴的に表していると思う。

一般的に考えれば、降圧剤を飲むように指示された時点で、一生飲み続けることになるらしい。しかし、私の妻なども、長年、医師の指示どおり降圧剤を飲んでいたが、心臓が弱ったせいか血管が細くなってしまっていた。降圧剤をやめたら、見えないほど細かった血管が太くなっていた。

医学的に血圧を下げることは、じつは簡単ではないか。結果的には薬で心臓ポンプの作用を弱くすれば血圧は下がる道理である。すなわち、降圧剤を服用すると心臓が弱まり、足の末梢まで血液が十分に行かなくなる。

そのために、血管は細くなり、栄養分が届かない。だから、血管の吻合部に詰まりを起こして壊れる。これは糖尿病に見られる典型的な症状である。糖尿病やリウマチのために透析が必要になることもあるのだ。

一方、オルゴン療法は、内科も外科も、あるいは胃も肝臓も腎臓も婦人科疾患も、療法はまったく同じである。そういう観点で見れば東洋医学と通じるものがあると言えよう。

プロローグでも書いたが、もし、人間が、化学物質で人工的に作られたものであるならば、化学薬品で病気を簡単に治すことができるであろう。しかし、そうはいかないのである。人間もまた、大自然の一部であり、自然が生み出した動物だからである。

私が開発した、オルゴンリングによるマッサージ療法は、そういう意味で、化学物質を一切使わない、自然の理にかなった療法である。

しかも、リウマチ、アトピー、うつ病、がんに至るまで、あらゆる症状に効果が認められるという点でいえば、「氣」よりも深い部分にまで影響を及ぼしているはずと、私は自負しているのである。

病気はなぜ起きるかについての私の考え

オルゴン療法を始めたころ、愛媛大学医学部助教授だった医師が、故郷に帰って小児科医院を開くことになった。ところが、自分の手があまりにも冷たいので、泣き出す子どもがいるという。彼は、仕方がなく、湯を沸かしておいて、手を温めながら診察を始めるが、またすぐに冷えてしまって困っているということだった。

私は彼にオルゴン療法を施し、両足をこすってあげた。すると、すぐに手足は熱いほど温かくなった。この医師の報告は、前著にも紹介した。

オルゴン療法の手法は、つまり、末梢部を刺激することなのである。

冷え性だけではなく、あらゆる疾患に効果があることから、私は、すべての病気の原因がそこにあるのではないかと考えるようになった。

そこで、末梢部の構造についてその助教授に尋ねると、末梢血管は、動脈も静脈も切りっぱなしになっていて、動脈から送られた血液を静脈が吸い取る形で心臓に戻る仕組みになっている、という答えだった。

その回答に対しても、まだ十分納得できない点があった。オルゴン療法を完成させるまで、西洋医学、東洋医学など、すべての参考文献は見ない主義で通してきたが、このときばかりは、図書館にも足を運び、文献を探し歩いた。

そして、その願いはついに叶った。そのことを示す図解を、『ナースが視る人体』（講談社）で見つけたときの嬉しさを忘れることができない。

その図解によると、すべての病気は、末梢の詰まりによって生じることを実感させてくれたからである。なぜ病気になるのか。それは心臓から送り出された血液が末梢部で詰まるためである。詰まると、血液は静脈を通って心臓に戻ることが困難になる。そのことで、足は冷え、冷えることでリンパが詰まりむくみが発生する。その結果、足の血圧が下がり、心臓に圧力がかかる。高血圧症も末梢の詰まりと深いかかわりがある。

圧力に耐え切れなくなった心臓は、やがて拡張して血液を送り出す機能が低下する。そうなると、末梢部まで血液が行かなくなり、それが全身へ悪影響を与えるのである。ただし、医学書によっては、末梢部分に痛みを伴う刺激を与えてはならないとあるのを見て、私はびっくりした。

私がオルゴン療法を始めるまえに、こうした知識を植えつけられていたら、オルゴン療法はこの世に出ることはなかったであろう。知らないことが強みになることもあると、私は苦笑したのである。

ところが、小松医師との出会いは、諸所の末梢の詰まりの意義をさらに深めることになった。それは、開放系体液循環理論や気の通り道・経絡の実体論を論証することになるので、その図解に関しても小松医師に委ね、毛細血管の端が開放している模式図を紹介していただいた（次ページ図1参照）。

「抗がん剤は効かない」、ではどうしたらいいか

二〇一一年五月十五日、「がんもどき」という言葉を生み出した近藤誠氏の新著『抗がん剤は効かない』（文藝春秋）が出版された。「抗がん剤に延命効果はない。あるのは毒性だけだ」というのが、その主旨である。

作家の立花隆氏との対談記事も掲載され、「抗がん剤は効かない」ということが、世界中からのデータやグラフで説明されている。しかし、読者が一番知りたいことは、「ではどうすればいいのか」ということだろう。

それについては、9章で、「モルヒネで痛みを取ったり、放射線を二十～二十五回当てる治療をしたり、ホルモン剤を使用したりすること」であると書いてある。しかし、私に言わせれば、これらの方法のいずれも、害を及ぼすものであり、骨に転移して骨がもろくなるだけの結果しか生まないのではないか。

オルゴン療法は、こうした処置を一切しないので、害を及ぼすことがない。しかも、オルゴン療法は、がんを治そうという目的で始めたのではないのである。つまり、がんなどの病気に対して起こる痛みや苦痛や吐き気、冷え、発熱、食欲不振その他の症状を取ると、

図1　毛細血管の端が開放している模式図

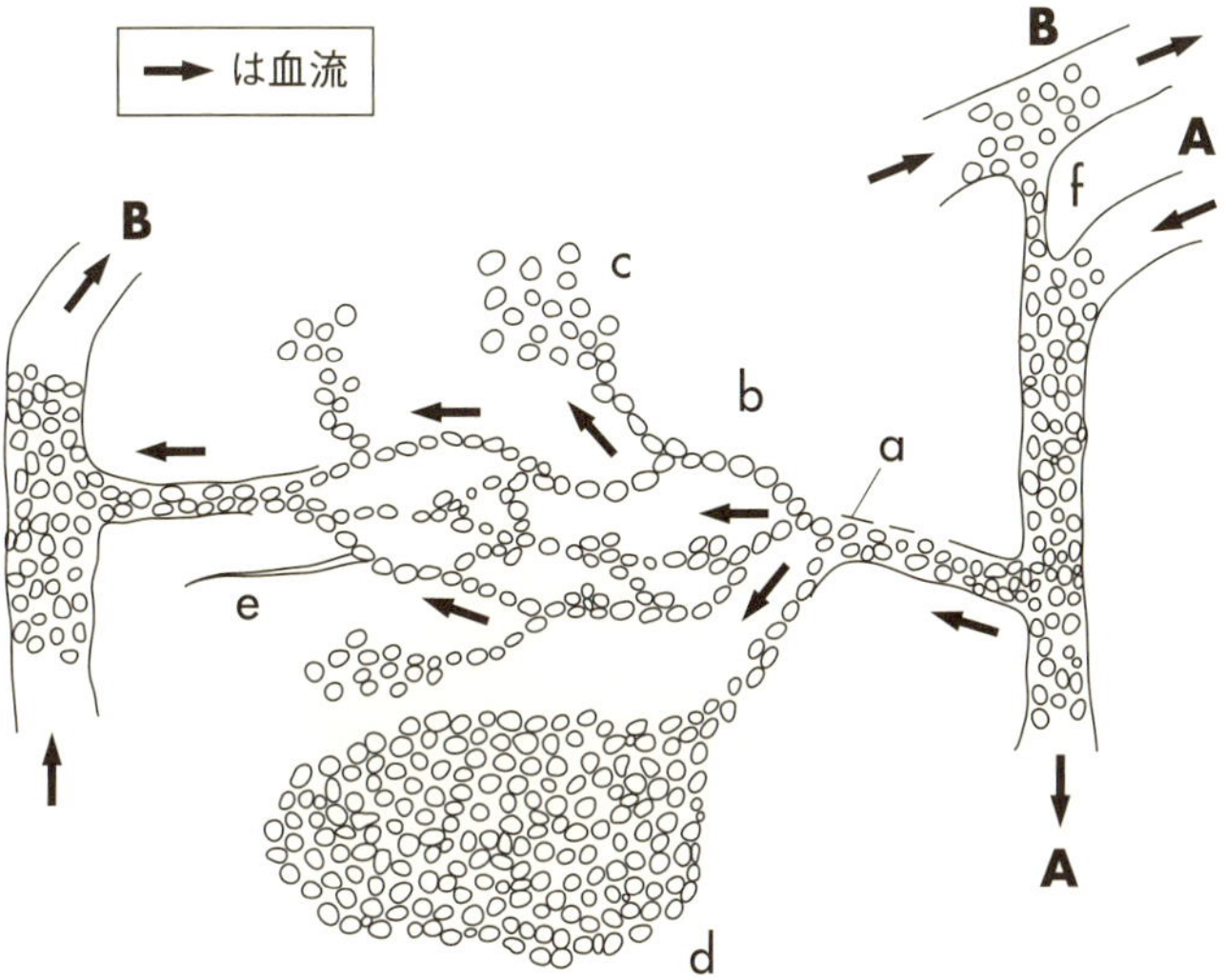

A……細小動脈

B……細小静脈

a……内皮細胞で覆われた毛細管

b……覆われない部分

c……毛細管の開放部

d……組織のすき間の血液のたまり場

e……空になった毛細管

f……グロミュー(バイパス)
　　動脈と静脈が出合い、連続する血行路

(千島喜久男『現代医学・生物学の変革』より)

結果として病気が改善していたというものである。

なぜ、そういう結果を生むのか。それは、度重なる検査によって細胞は破壊されていくが、逆に、オルゴン療法は、体内の不要な物質や古くなった細胞を取り去ることで、新しい細胞ができてくるからだ。

そこに、西洋医学とオルゴン療法との決定的な違いがある。たとえば、西洋医学が現在まで取り組んできた、抗がん剤や放射線などの治療は、がん細胞ではない新細胞までも死滅させる。

手術にしても、何一つ不要なものなどない人間の体から、その臓器を切り取れば、生態系にムリが生じて当然だろう。したがって、リンパの流れに異常が起きて、次々と転移してしまうことも珍しくない。言ってみれば、がん細胞もまた、人体の三大要素である血液やリンパやホルモンから成り立っているのである。だから、むやみに取ってしまっていいものではないはずだ。

オルゴン療法でがんが改善していく過程において、血液系のがんと思われる場合、出血や吐血を伴うことがあった。場合によっては白い粉が出たりすることもある。これは、リンパ系のがんであり、石灰化したリンパ液のがんが粉としてふき出しているのではないかと思われるのである。

基本原理は「血液・リンパ液・ホルモン」の流れ

・リンパ液の流れをもっと重視すること

健康維持のためにもっとも必要なことは、前項で述べたように、血液の流れやリンパ液の流れを円滑にすることである。それがひいては、ホルモンの流れをよくしてくれる。オルゴン療法の原則は、まさに、これらの流れを正常にすることにある。

つまり、血液やリンパ液が、体の中をさらさらと速やかに流れていれば、健康を維持することができるのである。しかし、実際に周囲を見回してみると、がんや糖尿病や心臓病に苦しんでいる人は多い。

ある程度の年齢になった人々の話の中心が、こうした健康問題であることを考えても、誰もが一つや二つは、こうした生活習慣病に悩まされているのだろう。私には、多くの人々が、血液やリンパ液の流れの重要性に気づいていないように思えて仕方がないのである。

血液がスムーズに流れていないとどういうことになるか。まず、血管の壁に老廃物が溜まってしまう。そうすると、循環が悪くなって、血管が詰まる。したがって、酸素や栄養分を全身に運べなくなる。

結果として、生命にかかわる重大な病気の原因となる。糖尿病もリウマチもアトピー性皮膚炎もあるいは、がんや婦人病なども、すべては、血液循環が円滑でないがゆえに発症すると考えられているのである。

そして、さらに言えば、血液の流れには、じつはリンパ液の流れが大きくかかわっているのではないかと、私は思っている。

・血管は人体の「上水道」、リンパ管は「下水道」

それでは、リンパ液はどういう機能を持っているのだろうか。血液とリンパ液の循環システムを考えてみたい。

まず、ご存じのように、血液は、酸素や栄養分を運んだり、体温を維持したり、病原体に対する免疫抗体を運んだりという役割を担っている。血液には、酸素や二酸化炭素を運ぶ赤血球と、細菌と闘って処理する白血球と、血液を凝固させる血小板が含まれていて、血漿の中を流れている。

流れながら、処理された病原菌や不要な粒子は脾臓でろ過され、寿命の尽きた赤血球も脾臓で壊される。破壊によって放出される成分のうち、鉄分は、新たな赤血球を造るために骨髄へ行き、ビリルビンは肝臓に送られ胆汁の中に排泄される。

一方、リンパ液は、体内の老廃物や侵入した細菌を取り込んでろ過する役割を担い、そのためのリンパ節を、首や腋の下、ももの付け根など、体の要所要所に持っている。細菌などの有害物を防御できなくなると、炎症を起こして腫れる。ぐりぐりしたものを感じた人も多いと思う。

すなわち、血液の流れとリンパ液の流れは、互いに大きく関連しているのである。水道にたとえれば、血管は上水道であり、リンパ管は下水道のようなものといえるであろう。

・リンパ液の流れがよくなってこそ健康になる

リンパ管の要所に設けられたリンパ節でろ過されたリンパ液は、主としてリンパ管の主幹である胸管に集まり、胸管が合流する左鎖骨下静脈に流れ込む。

オルゴン療法を実践してきた私の体験から言えることは、心臓のポンプの圧力で、末梢まで送られ、心臓まで戻ってくる血液の流れに、リンパ液の流れが大きく関与していると思われることである。

すなわち、血液の流れが悪くなるのは、リンパ液の流れも悪いためだということである。西洋医学では、あまり重要視されていないようだが、リンパ管が詰まることで、血液の流れが悪くなり、それが重大な病気の原因になっていると私は考えているのである。

つまり、リンパ液は、病気を防いだり、治そうとして活発に活動する。防御できなくなると、前項で述べたように、しこりができる。病気が長引くと、このしこりは大きくなり、リンパ管をふさいでしまう。

そうなると、リンパ管と並行している血管は圧迫され、血液の流れは悪くなる。だから、血液中の酸素や栄養分が不足し、十分に届けることができなくなる。それがさまざまな病気を引き起こす原因になるのである。

・血液の流れが悪いとこんな症状が起きる

血管を流れる血液は、心臓から大動脈を通り、動脈から毛細血管へと枝分かれしながら酸素や栄養分を運ぶ。そして、末梢部の毛細血管から集められた老廃物を含んだ血液は、静脈を通して、大静脈へと集められ心臓に戻って行く。一回りする時間は約二十五秒とも言われている。

老廃物の主なものは、医学的にいうコレステロールであり、この物質こそが血管を詰まらせるのである。その老廃物を、末梢刺激によって爪のまわりから白い粉として出して処理する。これがオルゴン療法のもっとも重要なポイントである。

愛媛大学医学部助教授が示した切れっぱなし（いわゆる開放系）になっている血管から老廃物を出すことで、静脈はきれいな酸素を取り入れて、心臓に戻るのである。

毛細血管は、毛髪の十分の一くらいの太さで、赤血球が一列でようやく通れる太さしかない。よくスムーズに流れるものだと感心するばかりだが、それだけに流れなくなったときは、大変なことになる。

さまざまな病気の原因になるわけだが、次にいくつか挙げておくことにしよう。

①血圧が高くなるのは、血管が圧迫され、血液の流れが悪くなったときである。

②血管が圧迫されると、心臓の負担が大きくなるので心臓肥大になり、不整脈や心臓病を引き起こす。

③心臓肥大になると、血液が末端まで届かないので、他の臓器に悪影響を及ぼす。

④心臓の働きが悪くなると、血液をうまく送り出すことができなくなるので、毛細血管が詰まり、心臓の負担はますます大きくなる。

⑤末梢部が詰まることで、腰痛や肩こりを引き起こす。

⑥手足が冷え、痺れや痛みまで起こすことがある。

⑦肩こりが原因で、頭が痛くなったり、吐き気を感じたり、目がかすんだりする。

また、血液の流れが悪くなると、リンパ液もうまく流れなくなり、体温が下がる。体温が下がることで、血管は収縮し、血行不良を起こす。血管とリンパ管は、前述のように並行していて、全身に張りめぐらされている神経が圧迫されて痛みも出てくる。

また、かゆみは、リンパ液の流れと関係がある。水虫もリンパの通りが悪いのが原因である。しかも、これらの流れが悪くなると、脳にまで影響が出る。うつ病や脳梗塞・認知症などの脳障害を引き起こすこともあるので、要注意なのである。

くり返すようだが、私はすべての病気の原因は、「詰まり」にあると考える。

つまり、身体に起きるすべての異常状態は、血液やリンパ液、ホルモンの循環が悪くなったために起きるのである。だから、その循環をよくするオルゴン療法は、まさに理にかなった療法であると私は自負している。

4

オルゴン療法の医学的解明への試み

ここまでわかってきた理論的根拠

小松 健治

オルゴン療法の科学的根拠を導き出すいろいろな学説

オルゴン療法の科学的根拠を挙げるためには、まず血液やリンパなど体液の循環について、詳しく検証しなければならない。もっと言えば、現在の西洋医学で「常識」とされている体液循環論を、根底から覆すことから始めなければならないのである。

私の診療は、食歴と排泄を重視した詳細な問診のあと、視診、触診、打聴診から、2章で述べたBCT（血液循環療法）、そしてオルゴン療法へと向かう。このように診断・治療を同時進行の形で行っているのである。

感謝さん（患者さんのこと。あうん健康庵、通称「あんあん」では、診療を受けにくる人を「患者」とは呼ばない。患者の患は心を串刺しにするようだからである。むしろ私たちに学びと氣づきを与え育ててくれるのが患者さんなので「感謝さん」と呼ぶことにしている。「気」も特別な意味をこめて「氣」を使うことにしている）がオルゴン療法に同意された場合は、通常は足指から施術していくため、一度の診療が二時間以上に及ぶのが通常だ。

しかし、ごく一般的な開業医で行われるような尿検査や血液検査、X線検査などはまったく行わない。その中で唯一、診断検査の強力な助っ人となるのが、「生血液細胞・栄養分析法」（Live Blood Analysis＝以下LBA）である。これは、アメリカのトレーシー・K・ギブスが、数多くの統計をもとにして、循環している血液の中の細胞形態や栄養の過不足、血漿中の異物や汚染などを検査することを可能にした検査方法である。

通常の医療現場では、細胞および血球の観察は、染色固定されている、ある意味では「死んだ血液」を顕微鏡のレンズを通して観察しているにすぎない。ところが、LBAは、いわば「生きた血液」を観察できる手法なのである。

このLBAを使って、私は、生命の分身として体内をめぐっている血液を、明瞭なモニターテレビで患者さんといっしょに見る。すると、日常的に摂取している食べ物や飲み物から、嗜好品、心の持ちようまで、わずか一滴の血液が教えてくれることになるのだ。

ところで、よく血液の健康度を指す言葉として、サラサラ血液、ドロドロ血液という。

LBAで見るサラサラ血液の画像では、一個一個の丸い赤血球がバラバラに二十個ほど、互いにぶつかり合いながら、あるいは身をよじりながら気持ちよく流れている。

赤血球一個の正常な大きさは直径7・5マイクロメートルほどであり、5マイクロメートルほどしかないと言われる手先、足先、耳たぶの毛細血管の中を、岩ゴケを食むアユのごとく思い切り身をよじりながら通過するのである。

一方、ドロドロ血液は、赤血球一つ一つが連鎖し、座布団を重ねたような、あるいは数珠つながりの像を見せる。さらにドロドロになると、まるで「赤血球の集合体」といった有様で、まるで淀んだ川のゴミのように赤血球が寄り集まり、まったく動きがなくなっている像もまれに見られることがある。一見して、赤血球の連鎖も集合も、毛細血管内を通過することは絶対に不可能である。

一般血液学者の常識では、赤血球の二〜三個分の大きさになる各種の白血球や、赤血球より少し大きめのリンパ球は、毛細血管の壁のすき間を通って血管外へ出るが、白血球より小さな赤血球は、通常、血管外に出ることはないとされている。

これに異論を唱えたのが、千島喜久男博士（一八九九〜一九七八）である。じつは、この千島学説をもって現代医療の常識となっている体液循環論を反証することに、オルゴン療法の科学的根拠を示すようすが隠れているのである。

千島博士は、通常の西洋医学は、たとえばさまざまな炎症組織やがん組織標本でおびただしい数の赤血球が散在している、つまり血管外に赤血球が見られるのは、一層の血管内皮細胞からなる毛細血管の内皮細胞と内皮細胞のつなぎ目のところに小さな穴があって、炎症などの病的な例外が生じた場合のみ、その穴が大きく開いて赤血球が血管外に脱出するのだと想像しているにすぎないと断じる。

つまり血管は基本的に「閉鎖系」であり、病気のときだけ赤血球が外に出られるよう、「例外的」に穴が広がるという想像が、従来医学の常識なのである。

しかし千島博士は、じつは毛細血管はいろいろなところで開放的になっているから、赤血球は正常体でも組織の間に出ていると唱えたのである。これは血管がつねに開いている「開放系」であるとする、まったく新しい体液循環論であった。

「閉鎖循環系を一定量の血液がめぐっている」という定説への反証

私たちの体内を循環して、臓器、組織、細胞を浸している液体は、血液とリンパ液から成っている。この体液は、頭のてっぺんから足の爪先まで、どのようにして完全に循環しているのだろうか。

長い間信じられてきた「心臓ポンプ説」の始まりは、ウィリアム・ハーヴェー（一五七八～一六五七）が一六二八年に発表した「動物における心臓および血液の解剖的循環について」という論文からである。

これは医学史上もっとも重要なものの一つになっている。

ハーヴェーは、生きている蛇を用いて実験し、心臓ポンプ説を確立した。血液の流れは大動脈では心臓から離れる方向に、大静脈では心臓に戻る方向に流れることを証明し、それを可能たらしめているのは、全身に血液をめぐらすポンプ役を担っている心臓であると唱えたのである。

少なくともハーヴェーによって初めて、体の全血液は心臓から大動脈に流れ出し、静脈を通って心臓に戻り、絶えず一つの循環系をめぐっていることが発見されたのだ。

ハーヴェーは、一日中送り出され、送り返されてくる血液の総量は著しく多量のため、これは食物により得られるのではなく、つねに同一の血液が「左心－血管－右心」へと循環していると考えた。こうして、「血液量の一定した閉鎖循環系」が確立され、世に医学常識として広まったのである。

動脈と静脈の間をつなぐ毛細血管の発見は、ハーヴェーの死後、一六六一年にマルチェロ・マルピーギ（一六二八〜一六九四）によってなされ、レーウェンフーク（一六三二〜一七二三）によって、さらにその顕微鏡的な構造が明らかにされた。

現代の医学は、ここで植えつけられた固定観念に縛られたまま一歩も進歩していないことになる。よって現代医学の限界は、つまるところ、生体の中には血液のめぐっている循環系があり、心臓がポンプ役となってその閉鎖された循環系に血液をめぐらせているという、旧来の常識のままにあるのだ。

まるで東京の環状線、山手線をグルグル回って走行する電車（＝血液）が、東京駅を出たあと、また線路をめぐって元の東京駅に戻ってくるという、電車＝血液の動きに注目しただけのものである。

このように、心臓は「休みなしの偉大なポンプ」であると見なす「心臓ポンプ説」は、いまだに医学常識となっている。私が調べた範囲で、この常識に逆説を唱えているのは、土木技術者・西勝造（一八八四〜一九五九）が創始した西医学の説く「心臓タンク説」と、西式健康法の実践により、中学時代からの難病の苦しみから脱することができた多田政一（一九一一〜一九九八）が唱える「血液循環学の新全体論」、そして、先に述べた千島博士の

「新血液理論」の三つの説である。

西医学については前著にも書いたが、ここでも概要を述べておく。

西医学の「心臓タンク説」では、心臓を「ポンプ」ではなく「タンク」、すなわち血液の貯蔵庫として位置付けている。体内の各細胞が「飢えた」ときに毛細血管が血液を要求し、血液の貯蔵庫である心臓から血液が、毛細管現象と同じように吸い上げられるというのである。これは、心臓がポンプ作用によって血液を送り出し、各細胞に血液を送っているとしたそれまでの医学を根底から覆す説であった。

続いて多田氏の「血液循環学の新全体論」は、現代医学の常識である「心臓ポンプ説」、西氏の「心臓タンク説」、いずれにも拠らない新説であった。多田氏は一九三五年、東京帝大動物学科在学中の二十四歳のときに、『綜統医学提唱論』を上梓した。

この本の中で多田氏は、現代の研究者は「全体のための部分」という考えではなく「部分のための部分」という考え方に陥りやすいと指摘したうえで、「血液循環学の新全体論」を提唱した。

多田氏の循環学の論究は、まず研究の歴史に鑑み、初期ヒポクラテスの時代には全体論だったのだが、ときを経て分化論、つまりどんどん細分化していってしまったという批判姿勢から始まる。そして分化論に陥った世界中の学会論文を詳細に幅広く展望したうえで、最終的に独自の全体論にまとめあげているのである。

世界には「専門」という行き詰まった研究が、思わぬほかの「専門」方面の知識に打開されることが多い。たとえば物理と化学の境に数学の融合が「波動力学」や「量子力学」を生んだように、科学は細かく分断された専門分野が総合されていくことによって驚異的な進展を見せる。

これが、多田氏の研究の基本姿勢である。そして、「心臓ポンプ説」による循環論の行き詰まりを打開したのは、浸透圧の研究だと主張するのである。

説明すると、おおむねこういうことである。木が根から吸収した水分が、枝葉のほうに流れていくのと同じような原理で、末梢の「葉」にあたる細胞組織臓器で新陳代謝が行われるときに、そこに浸透吸引力が起こり、必要なだけ血液が吸収されていく——多田氏は、植物の循環学説を、動物循環に丸ごと取り入れたのである。これも千島学説と同様、「動物の体＝開放系」に立つ主張であると言える。

先ほど簡単に説明した西医学の「心臓タンク説」は、従来医学の常識に一石を投じるものではあったが、あくまで血管は閉鎖系とする閉鎖循環説に終始している。

多田氏いわく「固定した頭を切り替えることは、専門家ほど不可能に近い。いったん頭に入り、本能のようになっており、それに欲がからみつくと、ますますそれが捨てられない、その点日本人は、はなはだしい」。多田氏が新説を唱えてから七十五年あまりを経た今日でも、ぴたりと当てはまる辛口の批評である。

「赤血球」とはいったい何ものか

血管はつねに開いている開放系である。このように血管の存在をとらえなおしてみると、そこを流れる血液の主要素、赤血球の位置付けも大きく変わってくることになる。

千島学説は、もちろんその点にも注目し、極めて画期的な赤血球の概念を示す「赤血球分化説」を確立した。

既存の血液学者は、酸素を送り、炭酸ガスを運び出す赤血球はいつまでも赤血球であり、白血球も他の身体のすべての細胞も、それぞれが別個の細胞で変わらないものだと固定的に考えている。

それに対し、千島の唱える赤血球は、まるで生まれたての赤ちゃんに似て、まだ核のある細胞になるまえの段階の幼若なものである。

そして——ここからは権威ある学者たちが無視し、封印しつづけている部分なのであるが——健康体では、赤血球は核のある白血球・リンパ球を経て、精子や卵子も含めた体のすべての細胞へ分化する。また生体が病的状態、つまり血液の汚れ、滞りがある「瘀血」の状態では、赤血球はがん細胞や炎症部のすべての細胞へ変化する。

これが千島の「赤血球分化説」である。

ひと言で言えば、「赤血球分化説」とは開放系である毛細血管の組織のすき間に赤血球が出て、それぞれの身体部分の細胞環境に従って共鳴・連鎖反応的に、それぞれの細胞へ変わる、という赤血球一元論である。

さらに「末梢血液空間理論」を唱えた森下敬一博士は、千島博士の唱えた「赤血球分化説」をもととし、千島学説の一点である「白血球は赤血球から生まれる」ということを、独創的な科学的実験により成功させた。

ヒキガエルの赤血球が細胞質を放出して、白血球になる現象を確認したのだ。

千島・森下両氏の説は、医学の定説である細胞分裂説や骨髄造血説を覆すものである。

前述したとおり、千島の血球の可逆的分化説によれば、健康で栄養状態のいいときには、赤血球から生殖細胞をはじめ、すべての体の細胞や組織へ分化する。

他方、栄養不足、病気で食欲のないとき、大量の失血、意識的な絶食（断食療法）や少食養生などの状態にあると、生命維持のために循環血液中の赤血球が一定数になるよう、変化しても支障のない脂肪細胞を筆頭として血球に逆戻りする。これをもって生体の自然治癒力が作動したとする。

つまり、骨髄やその他の体内で造血が行われることは確かに確認されているが、それは本来の造血ではないのである。これについては、千島学説研究会前代表の故忰山《かせやま》紀一（一九四一〜二〇一〇）の著書を引用する。

――骨髄の造血作用は真の造血ではない。なぜなら、骨髄は健康状態のときは脂肪が充満していて、とても血液は造れないからだ。常識で考えても健康なときほど血液はたくさん造らなければならない。飢餓状態で栄養不足では血液が補給できないから、細胞が血球に逆戻りしているのである。〝異所造血〟といって骨髄以外に見られる造血作用も同様である。

定説に敬意を表し、現在信じられている骨髄造血や異所造血を、あくまで真の造血とするならば、それは〝第二次造血〟であり、千島の唱える腸管造血が〝第一次造血〟である。

第一次造血は、文字どおり「食べたものが血となり、血は肉になる」という「腸管造血説」にのっとっている。これは正確には「小腸絨毛造血説」と言い、私たち人間や脊椎動物の血球は、必ず食べ物を素として、小腸の絨毛《じゅうもう》で造られているのである。

千島は、どうしても従来の骨髄造血説に納得できなかった。そこでニワトリ、ウサギ、イヌ、ネコ、カエルなどを被験として、栄養状態のよいときと絶食したときとを比較しながらさまざまな実験をくり返した。

そして、食物の消化物が腸の絨毛に付着し、それが腸粘膜に吸収される過程で、アメーバに近い姿に変化し、それが赤血球に成熟し、血管に流れ込むのを確認した。この実験結果が、千島の「腸管造血説」を生み出したのである。――

毛細血管開放説に基づく開放系血液循環説は、グルグル回る山手線の電車という血液の動きに注目するのではなく、電車から降りて、各駅の構内をひたすら歩く、おびただしい数の人々、すなわち赤血球の動きに重点を置く、極めて異端の学説である。

この事実は、AでもないBでもない限界領域というもやもやした存在にもっとも注目、観察した千島喜久男生物学の真髄といえるだろう。それは、一、生物と無生物の間、二、細胞と環境の間、三、細胞と細胞の間、四、組織と組織の間等、限界領域にこそ生命現象解明の真の鍵が秘められている、と哲科学したのである。

毛細血管開放説から見えてくるオルゴン療法の科学的根拠

多田・千島・森下各氏の功績によって、従来の閉鎖系循環論が覆され、毛細血管開放説が確立された。ここまで長くなってしまったが、私が唱える開放系かつ複雑系の「革新の体液循環論」は、こうした先達の功績に支えられ、また再検討を重ねる中で組み立てられたものである。

私の「革新の体液循環論」については、前著『オルゴン療法に目覚めた医師たち』にも詳しいので、ここでは前項までの内容を踏まえて、四つの要点をまとめておく。そこから、いよいよオルゴン療法の科学的根拠の核心に迫っていきたい。

「革新の体液循環論」の要点は、次のとおりである。

まず第一点。心臓が血液循環のポンプ役を果たしているという従来の医学の定説に、植物の完璧な循環系のイメージを持ち込んだ。植物は、たとえ五十メートルの高さでも、いとも簡単に枝葉に至るまで栄養物を届けてしまう。これを人体にも当てはめたのだ。

そもそも、心臓のポンプ力だけで、およそ地球二周強の長さともいわれるほど細かく張り巡らされた毛細血管のすみずみまで血液を行き渡らせることができていると考えることに無理がある。そこで心臓の「送り出す力」だけではなく、受け取る側にも何かしらの「吸い取る力」が働いて、血液循環が行われていると考えたわけである。ここから、血液は閉じられた血管を流れるだけではなく、開かれた血管の外にも流れ出ることで、単なる栄養の配達と不要物の回収以上の役割を果たしているという見方が生まれる。

すると、血液の主要素たる赤血球の性質と役割に関しても、まったく新しい見方ができる。すなわち、赤血球は単に血液の流れに乗って――前項で述べた環状線を走る山手線のように――血管内をグルグル回って栄養を配達し、また老廃物を回収するだけではなく、じつは、体内をめぐる過程で、必要とされるあらゆる細胞に変化しているという見方である。

これは千島博士が唱えた「赤血球分化説」によるものであり、赤血球の供給源は食べ物である。このように、あらゆる細胞に変化しうるという赤血球のまったく新しい姿を見出したこと、そしてその日の食べ物を供給源として、小腸絨毛で造られた赤血球はまず肝臓に向かい、そこから全身に流れ出るという点が、「革新の体液循環論」要点の二つ目である。

三点目は、赤血球がいかに他の細胞に変化するのかという点にかかわる。毛細血管開放端から赤血球は、核のある白血球やリンパ球を経て、組織・細胞の新生を成し遂げる。つまり体液の循環は、つまるところ「組織化循環」なのである。

最後の第四点は、血管と同様にリンパ管も開放系であるとした点である。

以上四点が、革新の体液循環の重要点である。

ここまでは前著にも詳しく書いたが、ここでは新たに「気」という要素も加えたい。というのも、私たち人間も含めたあらゆる生物は、絶えず生命エネルギーを「気」からも取り込んで、エントロピー減少の状態を保つことで「生かされている」ということに気づいてほしいからである。なお、「気」の存在、その実体についてはあとで詳しく論じる。

「革新の体液循環論」の全体については、今まで述べてきた以外の極めて専門的な内容も出てくるため、私が二〇〇九年に千島学説セミナーで講演した際にまとめた「革新の体液循環論概念図」を次ページの図2に載せるにとどめたい。

ただし、「革新の体液循環論」を支える多田氏の「血液循環学の新全体論」について、前著を改めて引用することで簡単にまとめ、オルゴン療法の科学的根拠もあわせて示して

図2　革新の体液循環論概念図

血液循環

動脈送血

- 動物官能性ポンプ作用
  - 心臓ポンプ作用
    - 右心室→肺循環系へ送血
    - 左心室→体循環系へ送血
  - 呼吸性ポンプ作用
    - 呼気→肺収縮→肺内圧下降→右心室から血液吸引
    - 吸気→肺膨張→肺内圧上昇→左心房へ血液流入
  - 筋肉ポンプ作用 ＝ ミルキングアクション（乳しぼり作用）
    - 筋肉の収縮・弛緩→血液流出・流入
- 植物官能性浸透圧作用
  - 開放系毛細血管端末（限界領域の組織間隙）「末梢血液空間」（'98森下敬一）において各組織細胞の血液要求度に応じた浸透吸引作用による血流配分 — 組織化循環

血液サプライ（供血）システム

食物 —「腸管造血」— 小腸 — 上腸間膜静脈 — 門脈 — 肝臓系

デポ（貯血器）システム

「肝臓 — 脾臓 — 腎臓 — 皮膚 — 静脈自体」のより良き調和と神経系との協同による心臓の適量送血を支持かつ還流血液量も調節

静脈還流

呼吸性胸腔内陰圧変動による吸引ポンプ作用
逆流防止弁作用（バルブアクション）
動作時足心（土踏まず）中心のヴェノプレッサー機構 — とくに下肢における筋緊張による静脈圧縮

リンパ液循環

呼吸性胸腔内陰圧変動作用による呼吸ポンプ作用
逆流防止弁作用（バルブアクション）
脾臓中心説　脾の伸縮運動 — リンパ節総括とリンパ循環・胆嚢からの胆汁の分泌とその循環、甲状腺からの新陳代謝のホルモン調節の三つを支配

おく。

――植物が根から水分や養分を吸収し、それらは導管を通じて枝葉のほうへ運ばれる。そして葉でつくられた栄養は節管内を流れて各細胞へ与えられる。多田氏は、動物の血液循環も、これと同じ原理であるとしたのだ。

これを実際の臓器に当てはめると、こうなる。

たとえば、腸は植物でいう「根」にあたり、肝臓は「葉」にあたる。植物だと、葉が養分を吸引しており、この作用が続く限り、植物は健全に発育する。

これと同様、肝臓も腸から吸収した養分を自らより分け、自分の栄養にするのである。与えられるのではなく、吸い上げる。その機能が続く限り、肝臓は正常な機能を保つのである。

また下半身の静脈還流に注目すると、さらに多田の循環論の全体像が見えてくる。多田氏は、足を「末梢左心臓」と呼んだ。その真意は、足が、下半身から心臓へ血液が送り戻されるための「逆ポンプ役」となっているということだ。

このように、体中が総力を挙げて血液を全身に循環させながら、それぞれが必要な栄養を吸引し、また不要物を吐き出す。この全体的な血液循環の調和が保たれる限り、人は健康であり、反対にこの調和が崩れると「病人」となる。

したがって、健康も不健康も全身がかかわっていることであり、どの臓器が悪いか、どこに病巣が見つかったか、といった「病気」の概念は、じつは枝葉末節に属する。重要なのは、崩れてしまった全体の血液循環の調和を取り戻すことなのだ。――

ここまでくればもうおわかりかと思うが、オルゴン療法は、まさにその体全体の調和を取り戻すための療法なのである。

リンパ液の新しい循環理論

前項に「革新の体液循環理論」の四つの要点をまとめた際、この理論の中ではリンパ管も血管と同様に開放系であると述べた。ここでは、血液と同様にまったく新しいリンパ液の循環論を説明する。

まず、リンパ液の循環の定説とは、ざっと次のようなものである。

組織、細胞を浸しているリンパ液は、細胞の間に分布するリンパ管に取り入れられる。リンパ管は逆流防止弁を有し、ところどころにリンパ節と呼ばれる膨らみがあり、ここでリンパ球が造られ、体内に侵入したウイルスを殺したり、免疫抗体を生み出したりしている。

リンパ液の流れは、まず下肢および腹部内臓からのリンパ管が第一・第二腰椎前側にある乳ビ槽に流れ込み、その後、リンパ管としてはもっとも太い胸管となって、最後には左鎖骨下静脈と内頸静脈の合流部につながる。上半身のリンパ管は頸リンパ本幹となり、左頸リンパ本幹は左腕頭静脈起始部、右頸リンパ本幹は右腕頭静脈起始部と合流する。

以上がざっくりとした流れだが、ともかく、従来医学ではリンパ管も閉鎖系としてとらえられているのである。

これに対し、千島博士が唱えたように、血管と同様にリンパ管も開放系であると見ると、次のようになる。リンパ管系は、原則的には組織のすき間から始まっている。リンパ管は内皮細胞を欠き、組織と組織の間、胸腔や腹腔に完全に開放しているのである。ここで重要になるのが、脾臓である。

千島博士は、脾臓を大型のリンパ節と見なした。従来医学の定説でも、リンパ球は脾臓でも造られ、また脾臓は古くなった赤血球を壊して再生させる、つまり造血する働きがあるとされている。そのため、従来医学でも脾臓はリンパ性器管とされているが、千島博士はそれだけにとどめず、完全にリンパ系循環の一端を担うものとして脾臓を位置付けたのである。

脾臓に関しては、さらに今沢武人氏（一八九八〜一九九四）の研究が有益である。

今沢説によれば、脾臓の働きは①外敵に対して身を守ること　②油を身体に循環させて身体が滞りなく動けるようにすること　③全身の新陳代謝を調節すること　の三つであり、そうなると、脾臓は胆汁の分泌と循環、および新陳代謝のホルモン調節をしている甲状腺を支配していることになる。

この三つの働きを基盤として、今沢氏は、脾臓が健全であれば、リンパの循環も正常に行われるとした。つまり、脾臓が健全でリンパの循環が健全であればこそ、

①胆汁の循環もまた正常に行われ、バクテリアやウイルスから身を守ることができる

②胆汁に消化された脂肪の循環もまた正常に行われ、脂肪代謝がきちんと行われるため、関節の動きを円滑にし、また皮膚も正常に保たれるという「油をさす」ことも正常に行われる

③全身の新陳代謝の調節をしている甲状腺が正常に機能し、健全な生活が可能になるため、高血圧や低血圧、あるいは精神病などにかかることもない

これほどに重要な役割を担っている脾臓は、もはや「腹の心臓」といっても言いすぎではない。今沢氏ほどの位置付けを脾臓に対して行った説はなかったが、氏は豊富な治験例とともに、この画期的な新説を確立したのである。

今沢氏はさらに言う。「今日『今や脾臓の時代』と言ってもいいくらいで、動物性脂肪摂取＝肉食、化学薬品の乱用、農薬、中性洗剤、原発などいろいろな公害、X線検査等々数限りなく、あまりにも脾臓を悪くする要因が多い」。今沢氏は、多田氏の綜統医学提唱論の全体医学に基づく独特のリンパ液循環障害の病態生理を、極めて豊富な治験例を通じ

て喝破しており、まさに目からうろこの論文なのである。

このようにリンパ循環についても新説を詳しく紹介したのは、オルゴン療法でもリンパ循環が極めて重視されているからにほかならない。オルゴン療法の開発者・越野稔氏の著書『最後の望みにかけた人々の記録―オルゴン療法の実力』にも、リンパ液の流れの重要性を、医療はもっと認識すべきと強調している。その中で越野氏は、血管を人体の上水道、リンパ管を人体の下水道にたとえて、次のように説明している。(以下抜粋)

――リンパ節で濾過されたリンパ液は、最終的に静脈に送られます。

リンパ管に流れ込んだリンパ液は主に胸管に集められます。胸管は左鎖骨下静脈に合流しており、リンパ液はここで血液と再会します(実は、この血液とリンパ液の合流をスムーズに促し、ホルモンの分泌までも改善するのがオルゴン療法なのです)。

また、私たちの身体が正常な働きを保つように、常時その調整をするのがホルモンです。ホルモンは下垂体、甲状腺、副甲状腺、副腎、膵臓、生殖器などからも分泌され、血液中に血管を通って必要な組織に送られます。

西洋医学では、リンパ液についてはあまり大きな関心がはらわれてこなかったのではないかと思うのです。血液の流れももちろん重要ですが、このリンパ液の詰まりが重大な病気を引き起こす原因になるのではないかと私は考えています。

リンパ液はいかなる病気に対しても対応できるように、体中にくまなく流れています。病気が長引くとリンパ液はますます活発に活動し、病気を治そうとします。しかし、病状の悪いところに溜まったリンパ液はやがて硬いしこりとなってリンパ管をふさいでしまいます。しこりが大きくなると、リンパ管と並んでいる血管は圧迫され、血液の流れが悪くなります。そのことで血液中の酸素が不足し、十分な栄養を届けられなくなることが、さまざまな病気を引き起こす結果になるのです。――

驚異的な治療成績を持つオルゴン療法の原理は、通常医学常識をもとに越野氏が構築したものだが、やはり後述するエネルギー医学の最先端に立つ物理療法であると提言する。

私たちの体が開放系であることの意義

多田・千島・森下各氏によって、私たちの体は閉鎖系ではなく開放系であることが明らかにされたわけであるが、このことは、私たちの体の「生命維持」という観点から考えても非常に理にかなっており、意義深い。

オルゴン療法と非常によく似た療法に、御中鈫療法がある。『奇跡の医療』（豊田正義著、幻冬舎）で詳しくレポートされたように、この療法は生命体が開放系であることを支持するものであり、また開放系であることが生命維持に有意義であることをも雄弁に語るものであるため、すこし紹介しておく。

御中釱療法の創始者、貴田晞照氏は、奈良県吉野郡大峯山修験道行者であり、鍼灸師でもある。御中釱療法は、氏が一九八七年に新しい気の治療として編み出したものである。この療法は、生体内の過剰な電磁気エネルギー、すなわち邪気を取り除くことで、体が正しいエネルギー場となり、その結果、免疫力が大幅に高まって万病がよくなるという。

本療法は、純金製の延べ棒で行われる。

貴田氏いわく、「気は私たちの体の中を自在に風のように流れており、手足から流れ出ている。エネルギーを一定に保つために、体に流れている気を放出しなければ、身体のエネルギー量が過剰になり、エントロピーが増大し、細胞は分子のレベルから影響を受ける。食べ物や飲み物を排泄するように、体内で用をなした気は、エントロピーを減少させるために私たちの身体から出ていかなければならない。そのことによって体内の気が適量に保たれ、生命エネルギーの場が正され、生命現象である電気現象、科学現象が正しく行われる」ということである。

これは、まさに身体は閉鎖系ではなく開放系であるという説に立つものにほかならない。つまり身体は開放系で、情報を伝達すべく気がめぐっているということである。

この理論を検証すべく、自ら御中釱療法を体験した人物に、ノーベル賞候補といわれるほど国際評価の高かった脳科学者・松本元博士がいる。博士は、一度はC型肝炎から肝硬変末期症状を呈しながらも、御中鈫療法によってみるみる元気に回復した。この体験をもとに博士は、人間のエネルギーの流れについて、『愛は脳を活性化する』の中で次のように述べている。

——人も、外界からの物質（食物、水、空気など）やエネルギーを得て、また外界に排出する開放系である。人々の日常生活とは、物質とエネルギーの定常的な流れを確保し、開放系を保たせようとする活動である。われわれが生きるために行なう努力とは、開放系を維持するための努力なのである。こうした開放系が保てなくなり、物質とエネルギーの流入、流出が定常的に確保されなくなって平衡系に至るとき、人は死ぬのである。——

このように、御中鈫療法の理論は、身体は開放系であること、そして体内のエネルギー量が過剰になるとエントロピーの法則が働くため、適宜、気を排出することが大切であると実証したことで、身体が開放系であることが生命維持において意義深いことを説明している。

ただし、毛細血管開放説の大元ともいえる千島博士は、エントロピーの法則には真っ向から反対している。

その理由は、エントロピーの法則は、「死の法則」という自然の一面だけしか見ておらず、そこでは絶対的に存在するはずの「生の法則」が無視されているからである。そして、地球も宇宙も閉ざされた世界ではなく、外部とエネルギーを交換している存在、つまり開放系であると唱えたのである。これを千島の「生命弁証法」と呼ぶ。すべてのものはくり返すという原則を持つ、まったく新しい生命理論なのである。

千島が唱えるように、大宇宙の営みが開放系であるならば、小宇宙である私たちの生命の営みも開放系でなければ自己組織破壊が起こることになる。旧来の循環論では、この世に生を受けた赤ちゃんが、生まれると同時に死に至ることになってしまうのである。

オルゴン療法の効果を裏付ける「氣の通り道・経絡」の実体に迫る

次は、まえにすこし触れた「気」について詳しく述べる。これまで述べてきたように、オルゴン療法は開放系である体内の体液の循環をスムーズにする療法であるが、それは、気の通り道、すなわち経絡とも密接な関係があるからである。

私たちを含めたあらゆる生物は、たえず目に見えない生命エネルギーの気を取り込んで生かされている。私はこの気をあえて「氣」と書くことによって、「病は気から」の気と区別して述べていきたい。

『「気」の不思議　その源流をさかのぼる』（池上正治著、講談社）に、「気」の字が生まれる過程という項があり、その一部を引用する。

――五十万年前の北京原人はすでに火を使用していたが、戦国初期、前四世紀の中国人は、「气」を音符、「火」を意符として「気《チー》」なる字を創出したのである。この字は「き」と読み、古い字書には「氣」の古字とだけある。

しかし、人間の生存に必要なのは、米に代表される五穀である。許慎は「氣」とは、「客に芻米《すうまい》を饋《おく》ること」としているが、贈られた米は、人間の腹におさまるものである。米すなわち食料がなければ、人間の生はない。――

「米」には、十の字すなわち神のエネルギーが宿り、一方の「気」は神のエネルギーが抜けたものと解釈できる。

ところで、まえにも触れたが、LBA（生血液細胞・栄養分析法）で検査した血液（末梢組織のすき間に、その場を走行する毛細血管から流れ出た指先に留まっている血液）の中には、「末梢血液空間理論」を唱える森下博士の『森下自然医学の概要』から引用し、本書の巻頭写真1として掲載したじつに全長〇・八六ミリ、一部螺旋構造が認められる長大な管状構造物が存在している。私がかねてより疑問に思っていた血液中の異物である。

これは混入綿ぼこりなどとは絶対に違う。ただし綿ぼこりを観察すると、とてもよく似ていることを確認している。私見によれば、このような管状構造物の出現頻度は、今まで行ってきたLBA例の検査で約三〇％であった。

事実上、指先の生血一滴の顕微鏡画像で観察されている管状構造物の由来は、東洋医学でいう生命エネルギー、氣の通り道＝経絡のちぎれた部分であるとの確認に至った。前著『オルゴン療法に目覚めた医師たち』から新たな情報も加えて、該当部分を抜粋する。

——西洋医学の解剖学的研究では、その存在を認められなかった「気」や「気の通り道」に関しては、鍼灸・指圧などで使われる経絡・経穴の実在を証明したとされる「キム・ボンハン学説」が有名である。

一九六一年、朝鮮民主主義人民共和国・平壌大学教授であるキム・ボンハン博士が、『経絡の実態に関する研究』という論文を発表し、その中で「経絡の（解剖学的）実態を確認した」と主張したのである。

それによると、経絡は、血管系・神経系とは別の解剖組織学的な存在であって、生体内で客観的に見られる。その実態は、「ボンハン小体」とそれを連結する「ボンハン管」より構成されているという。この学説は、一部では大きなセンセーションを巻き起こしたものの、西洋医学界ではほとんど無視された。

それ以後、四十年近く、関連論文は一編も発表されなかったが、前著で縁を結んだ韓国籍の先輩治療師から得た情報によると、ソウル大学ソカンソプ名誉教授と共同研究者により、生体から経絡だけを染色する技法が開発されたという。

経絡は新しく「プリモ」（ｐｒｉｍｏ）と命名され、急展開に至っている。

千島新血液理論の「ボンハン管説」に対する見解は、「血球から血管・リンパ管および神経へ分化するという自説を裏付けるもの」とし、「経絡は、血管および内包する血球が神経へ変化移行する中間過程のもの」と判断した。よって、「経絡を血管や神経系とまったく別個で独立した系統と考えるのは妥当ではない」と批判している。

一方、私は、二〇〇九年、千島学説セミナーin東京と日本総合医学会関西大会において、日常診察で行なっている「生血液細胞・栄養分析」で観察・記録した「ボンハン管」像を供覧してきた。――

ところで、ＬＢＡで血液を観察するたびに、私がつねづね疑問に思っていたことがある。それは血液の主役である赤血球の数倍から数十倍の大きさである異物の存在である。

これについて、まず明確な回答を与えてくれたのは、森下敬一博士が発表した「末梢血液空間理論」である。

森下博士は、私の一〇〇〇倍像とは違って、五〇〇〇倍の光学顕微鏡を用いて見ており、血液全体像や血中の結晶・垢（プラーク）など夾雑物を撮影記録してきた。

図3　末梢組織間隙（すき間）（末梢血液空間 '98森下）模式図〈小松原図〉

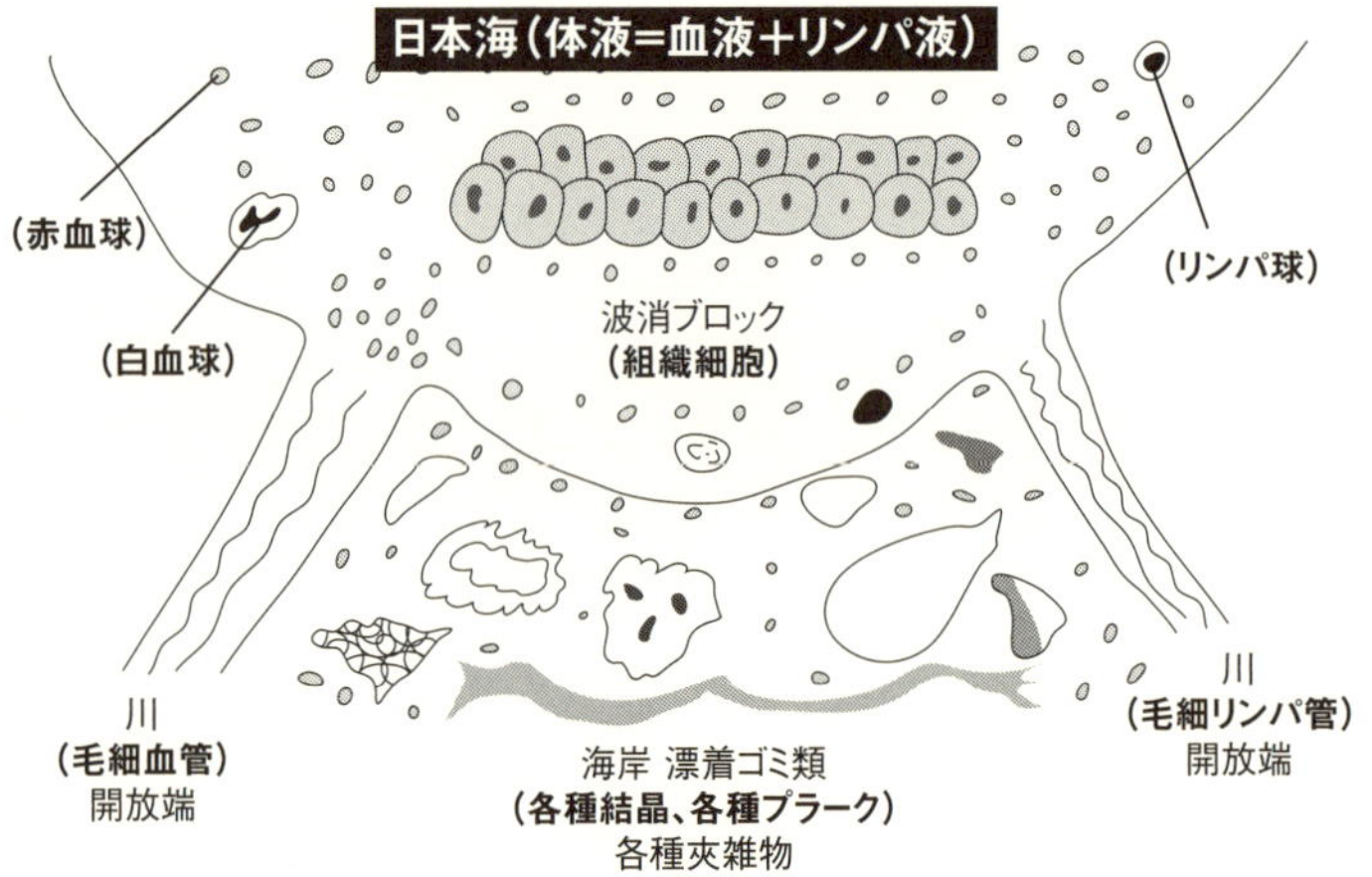

そこから得られた結論として、森下博士は、耳たぶを刺して採った血液に存在する夾雑物は、毛細血管口径の数倍から数十倍であることを指摘し、夾雑物的組織断片は普通の血行と違う非血行性に移動して「末梢血液空間」に集まること、さらに耳たぶから採った血液は末梢循環血液ではなく、末梢血液空間血液であることなどを提唱した。

これは千島の毛細血管開放説を支持するものである。つまり、血管＝開放系であるとなると、ＬＢＡで観察している一滴の血液は、毛細血管から流れ出て指先にとどまっている血液を含むことになるのである。

なお、図3は、日本海沿岸を走る列車の車窓に展開する景色をヒントにまとめた末梢組織のスペース像である。

森下博士の論により、巨大異物は開放系の空間から取り出されたものであることはわかった。では、長大な管状構造物の正体は、いったい何なのか。先ほど引用してきたボンハン説で、キム博士が確認したという「ボンハン管」であると今では断定できる。

西洋医学でも第三の系統「生体情報量子エネルギー伝達系」の実在に注目

オルゴン療法の科学的根拠を模索しているときに、たいへん興味深い著書にめぐりあった。岡本裕著『9割の医者は、がんを誤解している！』である。ここに「気の通り道が見つかった？」と題する、有意義な記述があったのである。以下抜粋して引用する。

——これまで血管と臓器のクッションの役割をしているだけだと思われてきた「結合組織・生体マトリックス」（たんぱく質の1つである、コラーゲンが、大部分を占めている）といわれるものが、にわかに脚光を浴びてきています。

特に、自己治癒力とか生命力とか、そういうものを大きく左右するくらい、とても重要な働きがあるのではないかと、考えられているのです。

たとえば、栄養の通り道、酸素の通り道、老廃物の通り道という大切な働きも担っています。この働きがスムーズにいかないと、臓器の働きがうまくいかなくなるのは、容易に想像できると思います。

そのほかにも、そしてこれが一番重要な働きではないかと目されているのですが、実はこの結合組織こそが、気（生体エネルギー）の重要な通り道ではないかと推測されているのです。

今となっては、気の存在を疑う科学者はほとんどいないと思いますが、その正体はまだ明らかにはなっていません。ただ最近では、気（生体エネルギー）の正体は、光のような「量子」の流れではないかと推測されていて、そして、体内におけるその主な通り道として「生体マトリックス」が最有力候補に挙げられています。

結合組織の主成分であるコラーゲンは、もともとは絶縁体（電気や熱を通しにくい物体）なのですが、水分子と結合することによって、半導体の性質を帯び、その結果、「量子」が流れるようになるのでは？　という仮説を発表している科学者も少なくありません。

さらに、この結合組織（生体マトリックス）の強弱が、直接、がんの転移や再発、そして増殖、浸潤（小松注——がん細胞がしみこむように発育すること）を決める1つの大きな要因ではないかとも言われはじめているのが現状なのです。

もちろんこれらは、まだ仮設の段階なのですが、サバイバーの方たちも非常に有効だとして、多くの方たちが積極的に行なっているストレッチ運動、腹式呼吸、気功などの、その有用性への1つの理論的な裏付けとして、私たちも注目している仮説なのです。——

続いて紹介したいのがジェームズ・オシュマンによる『エネルギー医学の原理　その科学的根拠』（帯津良一監修、エンタプライズ）という本である。オシュマン博士は、エネルギー療法を科学の一分野として体系化することに挑戦し、従来医学の定説にこだわる人々も一目置かざるをえないような理論をまとめあげた。前著『オルゴン療法に目覚めた医師たち』にも引用したが、以下、それを修正しながら引用する。

——近年の研究から得られた成果の中で、もっとも重要なものと考えられているのは、生体を構成する物質の構造やエネルギーに関する知見である。すなわち、生物の細胞および細胞外構造の捉え方は大きく変化したのである。

これまで細胞は、細胞膜という袋の中の「スープ」の中で化学反応が起きるとされ、それが生命の成り立ちと考えられてきた。

たとえば、解糖系をはじめとする多くの生化学反応は、「組織や細胞を破壊して分離する研究方法」によって発見された。すなわち、「すりつぶされた組織や細胞」は、遠心分離によって「水溶性成分」と「固形（沈殿）物」に分けられ、「水溶性成分」だけが分析され、「固形成分」は、不要物として、廃棄されてきた。

ところが近年、細胞・組織標本の作製法は進歩した。そのために、廃棄していた「固形成分」を、電子顕微鏡で観察できるようになった。
（小松注――これは、食べ物のなかで難消化・不消化の食物繊維が腸内微生物にとっては重要なエサであり、腸内環境をよく整えるのにとても大事な栄養素で、ただのカスではないとわかったことと似ている）

その所見によると、細胞内には、細い糸のようなフィラメント、小管、線維、小柱といった細胞骨格（細胞質マトリックス）がぎっしりと詰まっていて、分子がビリヤードの玉のように自由に飛びまわる「液体成分」はほとんどなかったのだ。

そして、細胞中の水分のほとんどすべてが、細胞の構成要素と特有な形態で結合していると判明した。

細胞骨格は、細胞壁を越えて、細胞外の結合組織へと連続している（細胞外骨格）ことも明らかにされた。このことは、細胞内と外、そして遺伝子とを分ける境界が、完全に閉鎖されたものではなく、開放系で連続性があることも示している。全遺伝子情報であるゲノムも全身に広がるネットワークの一要素にしか過ぎないのである。
（小松注――人の体を構成しているすべての臓器、目や鼻や耳や口、手先や足先など体全体の六十兆個の細胞すべてが互いのつながりを持って存在していて、この生命活動をなすものが、細胞・細胞外骨格すなわち「気の通り道」と断定できる）

図4　組織マトリックスシステムの図

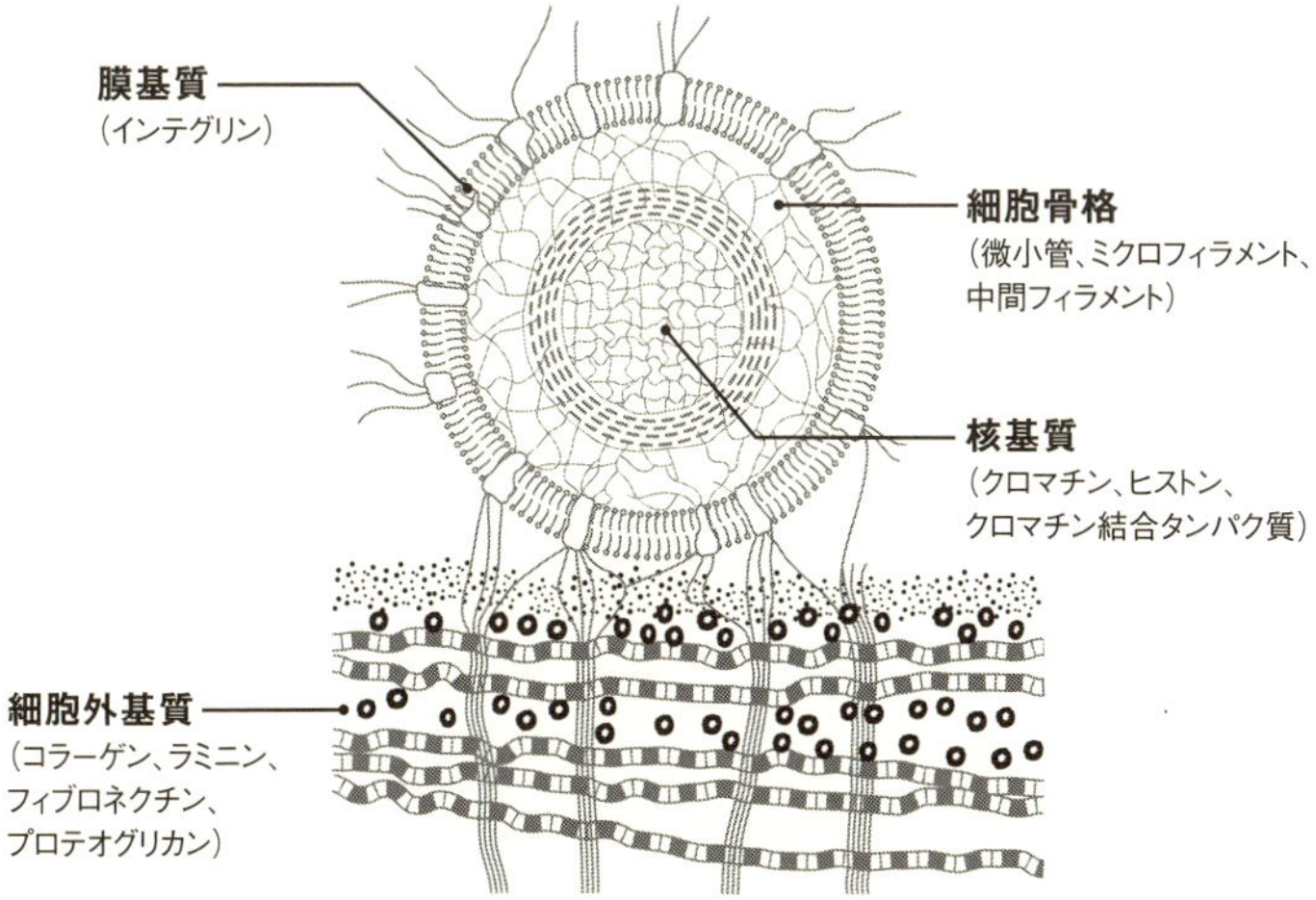

（ピエンタとコフィーによる「Medical Hypotheses（1991）」より）

そうであるならば、ハンドセラピーなどのセラピストや施療者たちは、単に患者の皮膚に触れているだけではなく、「全身に連続して広がる、コラーゲンを主とする結合組織のネットワークにも、間接的に触れていた」ことになる。

一九八四年、エリソンとギャロッドの論文では、「皮膚と全身の結合組織との連続性」の証明がなされている。鍼の教科書にも「織り人知らずの織物」と評した記述が見られるのである。

（小松注――図4には、ピエンタとコフィーによる組織マトリックスシステムの図――「Medical Hypotheses（1991）」より引用――を使用）

しかも、このネットワークは、始ま

り部分も、もっとも土台になる部分もなく、終わりの部分もない。ネットワークの全体は、あらゆる生体の構成要素の活動をすべて総合した結果なのである。

このような生体構造の概念を基に、「この部位をこんな風に治そう」と、具体的な意図を持つことによって、治療効果が上がってくる可能性がある。この「施療者」の意図は無視できない。

なぜならば、彼らの意図は彼ら自身の神経系に作用して、と言うより氣の通り道・生体情報量子エネルギー伝達系に働きかけて、特定のパターンを持って、電気エネルギーや磁気エネルギーを発生させるからだ。そのエネルギーが、施療者の手から患者の皮膚を介して体内へと及ぶのである。

生体のコントロールと言うと、すぐに神経系（自律神経系）を思い浮かべる人も多いだろう。たしかに、神経ホルモンの発見で、神経系と内分泌系との相互作用が明らかになった。

ところが、この神経ホルモンの作用機序も、細胞内での代謝反応と同じと考えられる。つまり、ホルモンが細胞外基質の中に分散していて、標的細胞と偶然遭遇したときに、作用を発揮するのである。

生体内の情報交換をまとめると、一つは化学的方法、二つ目はエネルギーによるものであり、生体が極めて巧妙、複雑系構造を持っているのは、生体のどの部位で起きた活動であっても、その情報が全身の一個一個の細胞まで伝わるようにするためなのだ。——

以上オシュマンがまとめたように、近年の生体マトリックスの研究により、細胞・細胞外骨格が、生体の防御と修復に重要な役割を演じていることがわかったのだ。そして、ホルモンなどの情報伝達物質や、栄養素、有害物質、老廃物などが、この細胞・細胞外骨格を通じて細胞に出入りしていることも明らかにされた。ここまで科学的に明確化された「エネルギー療法」の成果は、そっくりそのままオルゴン療法の科学的根拠になる。

細胞・細胞外骨格＝生体マトリックスは、いわば建築現場で組み立ててある足場のようなものであると言える。注意深く組み立てた鉄パイプが細胞・細胞外骨格で、そこにしきつめた鉄板が組織細胞、そこで働く作業員が赤血球を主とする血球である。

そして工事完了に伴って足場が解体除去されるように、第三の生体システム＝細胞・細胞外骨格＝生体マトリックスは、体のある場所に固定されてはおらず、流動的な組織構造を持ち、収縮したり切断されたり、溶けたり、再生したり、とすべてが可能であるとオシュマンは述べている。

さらにオシュマンは、エドワルド・F・アドルフという優れた生理学者の言葉を引用している。

「一個の生物全体を研究するには、生体を『各要素の活動がうまくかみ合った総合体』ととらえる必要がある。どの要素や機能も無関係なものはなく、明らかに連携し合っている。そしてこの連携は、単純な一つの輪ではなく、たくさんの輪が複雑に絡み合っているのである」

「人体が完成するには、何千もの生理学的反応と各組織の特性がすべて調和しなければならない。一回の呼吸にも、一つの心拍にも、無数の反応が同時にかかわっているのである。莫大な数の機能が同時に働いているのだ。一個の生物を構成する要素や反応は、互いに極めて密接なつながりを持っており、互いに微妙な調節を行っている。もし、各組織の活動が一つにまとまらなかったとしたら、生命は無秩序に起きる生理学的反応や科学的反応の寄せ集めというだけで、形のある生物は現れなかっただろう。現実には、一個の生体にとって無駄な反応は一つとしてないのである」

と、このように、複雑開放系生命体の全体論を強調しているのである。

開放系熱力学理論によると、エネルギーや情報が出入りできるシステムの中では「自己組織化」が生じる。すなわち無秩序から高い秩序が立ち現れるとしている。私は、この理論はそっくりそのまま千島学説の新血液理論に通じるものであると考えている。

オルゴンリングでこすると出てくる「不思議な粉」の正体は？

ここで巻頭顕微鏡写真4をもう一度見てほしい。オルゴン療法を施療すると、しばしば大量の白粉末が体表から出てくる。私はかねてより、この白い粉の正体を突き止めるという依頼を越野氏から受けており、このたび、ようやくその検証に着手することができた。

まず、越野氏から渡されたオルゴン誘発体表白粉末に加えて、足底の通常の垢、足裏の小水疱を剥いだもの、顔ヒゲそりの内容物の四種類を顕微鏡で観察記録した。

巻頭写真4に示すように、通常の擦り垢は、皮膚表皮を覆う角質層の剥がれ落ちたもので、比較的単調な構造をしている。それに対して白粉末は、LBAでよく出現する尿酸結晶をかき集め圧縮したような超巨大タンパク質塊を成している。

これは一細胞の死滅したものとは思えないし、細胞の死は新たな生命バクテリア、ウイルスを生む。よって体内に取り込んだ過剰タンパクあるいは遺伝子核酸などの廃棄物集合体と推定される。

この白粉末を水に入れたあと、遠心分離機にかけて、水溶部と沈澱物を検査すれば、さらに成分が明らかにされるだろう。

比較検証のため、がん患者の白い粉末も調べてみた。対象は、胃がんで胃を全摘出、広範囲リンパ節切除術、胆嚢合併切除を受け、回復した術後から、六クールの抗がん剤投与を受けた感謝さんである。この感謝さんがオルゴン療法を受けた際、足の関節周辺から出た白粉末を集めることができたので、さっそく検鏡した。

すると前例と同じく巨大タンパク質塊を見たが、このほかに経絡＝ボンハン管の切断像があった。

以前から、白粉末の排出ルートとして、経穴はどうかと考えているのだが、それには、さらに事例を重ねて検証することが必要だ。

改めてオルゴン療法の痛みを考える

・火傷《やけど》したように赤くなるのは、「自然治癒力」がスイッチオンしたということ

あうん健康庵の開業直前、私は、竹炭師匠の新野恵氏らと、里山にドラム缶式竹炭窯設置作業を行った。そのときいただいた言葉「素直は能力」の貼り紙を、診療机の感謝さんに座っていただく位置に貼っている。

また、トイレの壁には、脾臓の神秘に気づいた今沢武人氏主宰『家庭医学』巻頭言を貼っている。

「希望」（昭和四十四年六月号より）

人生如何なる苦難に遭遇しようと、捨ててはならぬのは希望である。暗い夜が来ても、必ず明るい朝が来るし、陰鬱な雨の日があっても、必ず晴れた爽快な日があるもの。寸時も止らず動いてやまぬのが宇宙万物自然の理であるものを固定した観念を持つから行き詰ることになる。こうした理を身につけたならば常に希望は頭上に輝くことであろう。

仮令《たとい》病気をしても、必ず健康になるという希望を堅持して万全の策を取れば、早く全快するであろうし、病気により更により人間として、向上するであろう。不自然の病気が結果として現れているのだから、病気は自然に目覚めさせようとする天意と言える。家庭医学のねらいはこの点にある事を知ってほしい。

翻って現代の医療法を見るに、その尽《ことごと》くが不自然であり、これでは希望も何もあったものではない。それを今日一般人は当然としているのだから心身共に病む病人のみ多くなり、社会不安を来すことになっている。自然愛好を第一位とすれば、希望は自ずと生ずるであろう。

昭和四十四年といえば、私が医籍登録されたときと一致し、以来四十一年間医師経験を積んだ末、必然的に導かれたオルゴン療法との出会いがある。

開業当初からの「心地よい医療で心と体をほどく」自然医療を探求中に、機が熟すごとく得たのが前出の血液循環療法である。

そして、詳細は前著に譲るが、「ほんまもんの田舎の藪医者」と称してくれた忰山紀一千島学説研究会前代表との死別からの学びと、代表の「オルゴン療法を取り入れてみよ」という魂の叫びに衝動を受け、オルゴン療法に取り組むことになった。

さて、施術を受ける人によっては、「針の山地獄」と言わせるような痛みを伴うオルゴン療法だが、結果的にはとことん心身を癒すのである。

私は、オルゴン治療体験とその原理解明のための座右の書『エネルギー医学の原理』から、私たちの身体は、完璧に創造されているとの確信を得るに至った。自らの本来性を蘇らせるには、先ほど引用した「希望」のように、自然順応、循環医療が、心地よい医療の前提条件と位置付けている。

オルゴン療法で生じる痛みは、血液やリンパの詰まりが改善するときの痛みだけとは考えられない部分がある。

たとえば、指先から一本一本施療していくと、皮膚は次第に熱くなり、最後はまるで火傷を負ったかのように真っ赤になる。これを西洋医学的に見れば、毛細血管への血流、リンパ管からのリンパ流がよくなり、その結果、皮膚の色が鮮やかに赤くなったと説明できる。

さらに月並みな言葉を使うなら、ただの充血ともいえるだろう。しかし、ここまで読み続けてきた方々には、毛細血管拡張と充血だけではなく、赤血球が大集合した結果であることがわかってもらえるだろう。それが表皮を通して、まるで出血したかのように赤く見えるのである。

なぜならば、身体各所、毛細血管は開放系であり、赤血球は、日常的に一つ一つ流れ出て、与えられた役割をこなしているからである。

この際、局所の血液がすでに汚れ滞った、いわゆる瘀血を伴っている事例では、皮膚面に溢血（あざ）をきたしていく。これらは、五～七日くらいで消失するが、この点は、施療中に十分伝えておくことが重要だ。

さて、開放系スペースに集合した赤血球のみならず、白血球、リンパ球、ホルモン、それに細胞新生に必要な栄養分がどんどん供給されると、その部分の温度が上がり、酵素作用が活発化し、新陳代謝を促進させる。それが細胞組織の生まれ変わりへと連鎖していき、当然、病原も淘汰されていく。

言い換えれば、「全身が真っ赤になった状態」とは、自然治癒力が最大限に発動した状態、いわば、人が本来持っている「自然治癒力のスイッチ」が入った状態なのである。

・痛みは、オルゴン療法に必要不可欠である

ところで、オルゴン療法で指側面を刺激すると、グリグリ、ゴキゴキと手ごたえがあり、感謝さんにもはっきりわかる痛みの本体について考えるとき、コラーゲンに富む密性線維

性結合組織がもっとも重要になってくる。先に述べた、氣の通り道・経絡・第三の系統生体情報量子エネルギー伝達系がかかわっている部分である。

ここで、線維性結合組織を含めた人体の体壁と感受性について詳しく考察された吉岡紀夫著『筋膜療法』から引用してみたい。初めに、吉岡氏の巻頭言から。

――医学・医療が確立されて140年余り。しかし、身近な身体の変形や痛みは、まだ治すことができません。それは、あまりにも〝筋肉〟にこだわってきたからです。〝筋肉〟は、身体を動かす器官・組織であって、身体を支持する組織ではありません。

身体を支持する組織とは、コラーゲンを主成分とする筋膜、骨膜、靱帯などです。バラバラの骨を骨膜などがまとめ、それらを丈夫な筋膜などが支えているのです。筋膜などの構造は、痛みや気持ちの良い感覚のある非常に感受性の高い組織です。支え方にアンバランスができると身体が歪み、緊張のアンバランスが痛みを起こします。

また、身体の歪みは筋の異常な興奮を生じ、その起始部の筋膜の緊張が痛みになります。〈コラーゲン刺激／筋膜療法：Fa・ther〉は、縮んだ筋膜などの筋構造を心地よく伸ばします。縮んだ筋膜を伸ばすことで、身体の変形は癒され、痛みも癒されるのです。――

図5　一般的な体壁の構造と感覚（痛覚に敏感な組織）

★皮膚（表皮・真皮）…感受性が強い
△皮下組織…あまり痛くない
★筋膜…非常に感受性が強い
○筋組織…あまり痛くない
★骨膜…感受性が強い
○骨組織・骨髄…無痛

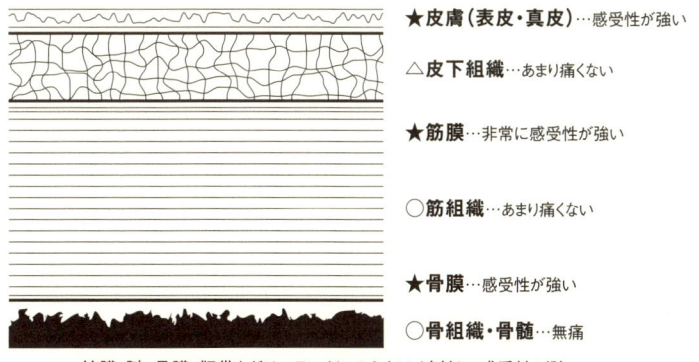

筋膜・腱・骨膜・靭帯などはコラーゲンからなり、連続し、感受性が強い。
「痛い」「痛いけど気持ちがよい」「気持がよい」など臨床的な感覚を持つ。

（吉岡紀夫『筋膜療法』より）

次に人体の体壁構造と感受性について。

――人体の皮膚表面から骨までの体壁の構造は、★皮膚（表皮・真皮）△皮下組織 ★筋膜 ○筋組織 ★骨膜 ○骨組織・骨髄からなっています（図5参照）。〝痛み〟に関する記述や専門書によれば、これらの組織のうちで感受性が高く痛覚があるのは、★の皮膚、筋膜、骨膜のほか、関節の線維膜、それらに続く靭帯や腱などのコラーゲンに富む密性線維性結合組織があげられています。

この組織に対するアプローチには、私がはじめた〝ずり圧〟が有効です。側頭部の片頭痛や下腿のこむら返りや攣りも、私はその痛みを「筋膜の痛み」と捉えることにより、頸肩部や、下腿の筋膜に対して〝ずり圧〟を行って解決しています。

反対に感覚が無い、あるいは無いに近いのが、△○印の皮下組織、筋組織、骨組織、それに軟骨組織です。繰り返しになりますが、感覚の専門書の記述からいえば、整形外科での診療の対象となっている筋や骨組織、軟骨組織には、痛みの感覚が無いあるいは無いに近いとされています。――

私は、吉岡紀夫氏オリジナルの変形、痛みの「ずり圧」による治療革命「筋膜療法」は、氣の通り道＝経絡＝生体マトリックスにフルに働きかけるエネルギー医学を包括した、完成度の高いものと考えている。もちろん、オルゴン療法は、本療法を飲み込むものだ。

オルゴン療法の痛みについて結論するならば、全身に張りめぐらされている氣の通り道に集積・凝集されている邪気を一掃し、「病は気から」の気うつ（気のめぐりの停滞）や気虚（気の量が不足）や気逆（上半身から下半身へめぐる気が逆流）などを正気に戻すために、脳を覚醒させる必要欠くべからざるものなのである。

いわばオルゴン療法における痛みは、複雑開放系の高度に進化した、完璧な生命力に対する自信・信頼の目覚まし時計と言っていいだろう。ここは、哲学・科学的解明が待たれるところである。

オルゴンリングを身につけるだけでは病状が改善しない方々には、この激しい痛みがオルゴン療法の効果を発揮するために必要である。したがって、この療法がいくら進化しても、痛みをなくすことは不可能である。

だから、感謝さんは、痛みに耐えてでも、よくなりたいという強い信念を問われていることになるのである。

痩せ細った四肢・体幹がふっくらとした肉づきに変化する訳がわかった

全身の体表面を覆うのは皮膚である。前出の『奇跡の医療』によれば、御中鈫療法の理論に同調した松本元博士は、皮膚の表皮細胞をはじめとする上皮細胞に注目した。以下、同書より引用文を載せる。

――上皮細胞は、身体内の恒常維持にとって、外界変化の最前線にあって働く。上皮細胞層の活性維持が、内皮細胞の機能を正常化し、これによって器官機能の動作も正常化するということが考えられる。

逆に、器官機能の不調、すなわち病気の起因は、上皮細胞層を正せば、内皮細胞が正常化し、これによって器官や細胞が遂次的に正常化する。従って、上皮細胞層の機能失調を取り除き活性化させることが、あらゆる病気を改善に導く基点であり、かなめであると考えられる。

皮膚を「御中鈥」で擦ると、病んでいる器官の反応部位は抵抗があり、皮膚は赤く色づく。このような状態で擦り続けると、「御中鈥」に熱が貯まり、温度が上がる。さらに病んでいる程度が大きいと、被験者は強い痛みを感じる。

痛みの程度は、病んでいる程度に依存しているようで、健康の回復と共に痛みが消える。この時には、「御中鈥」は抵抗もなく滑らかに皮膚をすべる。

角質上皮細胞を通して情報（気）が流れないことが、病の原因とここで考えると、気を滞らせる上皮細胞層を活性化することが病治しに至るのではないか。治療効果から、「御中鈥」が角質に対して与えた刺激によって、上皮細胞の働きを活性化していると考えられる。

角質上皮細胞から、各種のサイトカインなどが分泌されることが知られている。上皮細胞層が本来の機能を取り戻すと、血球のように一つの細胞だけで一器官を構成しているものも含め、身体機能のすべてが本来の動作点に戻り、健康を回復する。――

松本氏は、身体の氣の出入り口＝経穴が存在する表皮細胞の本来性を取り戻すことが、まず肝心と気づかれたのだが、この皮膚に劣らずボリュームがあるのは、筋膜、靭帯、腱であり、骨膜を加味すると、皮膚を恐ろしく凌駕《りょうが》するものだ。

そこで、越野氏からよく指摘されるところの痩せ細った四肢や体幹が、オルゴン刺激によってふっくらとした肉づきにたちまち変化する訳を、コラーゲン主体の密性線維性結合組織系に求めてみることにした。

たとえば、今年二回目のオルゴン越野研修会で三十代前半の長身細身体型の男性の施療を観察した。彼は、仕事上のストレスで疲弊し、極度の冷え性に悩まされていた。

足指末端痛覚は鈍麻し、十指全部の脳への痛み刺激伝達が著しく遅れていたが、施術に工夫をこらして進むにつれて、一撃一撃の激痛に身をよじり、絶叫するまでに回復していった。

かたわらで、オルゴンリングを持って遊んでいる子どもたちは、「お父さんがいじめられている」と心配げに見やっていて、「お父さんの悪い身体がよくなるのだからね」と諭される場面もあった。

この言葉どおり、両下半身の施術を終えて、トイレから帰った立ち姿の彼の脚は、施術前に比較して明らかにふっくらと蘇っていたのである。

冷え切って、痛覚も鈍麻し、痩せ細った状態からの回復の訳は、皮下にある身体の最大の包囲網である筋膜系の縮みが、オルゴン施術によってゆるみ、血流やリンパ流やホルモン作用や氣の流れなどの、すべての循環が改善されたことを物語っている。

その結果、体温も上昇し、痛覚も正常化したのである。それはまるで、冷凍食品を電子レンジで解凍するかのようだった。

吉岡理論によれば、たとえば膝痛の場合、その原因は、膝周辺の血液の汚れと滞りにある。そのために、膝関節をなす骨、軟骨がテントのポール部分とするならば、このポール部分を支える筋肉、筋膜、腱、靱帯、関節包と滑膜、骨膜というテントの布やロープやペグ（杭）に相当する部分にしこりが発生したのである。

ここで最重要点は、痛みの感覚が鈍い筋肉よりも、コラーゲンからなる密性線維性結合組織系のほうが、神経分布が密で痛みに敏感なため、固く縮んでしまい、膝関節の可動域が制限されるということである。

そこで、膝痛がよくなるためには、膝関節周囲のしこりを注意深く触知して、血液循環療法やオルゴン療法でほどいてやればいい。そうすれば、よく動かすことができるようになる。動きがよくなれば、運動量が増すので、さらに改善が進むのである。

つまり、整形外科医による「画像診断異常」「関節注射のくり返し」「鎮痛剤内服」「外用薬」あるいは、「もう年だから病気と仲よく付き合いなさい」などの呪縛からの解放が可能になるのである。

超高精度顕微鏡で見えてきた「血液中の超微小な生命体」

オルゴン療法開発者・越野稔氏の生血一滴中に認められたボンハン管は、一匹の龍のような形で存在していた。

また、巻頭写真4に示したように、越野氏はオルゴン開発の動機付けとなったリウマチ誤診や、薬毒で死に瀕した病歴があり、偶然にも極微小生命体「ソマチッド理論」の提唱者で、がんや難病の特効薬としてもてはやされている「714X」を用いて驚異的な治療実績をあげているガストン・ネサンのソマチッドサイクルでの菌糸（線維状）葉状体も認められた。

極微小生命体ソマチッドは、赤血球の中から現れ出て、胞子状、バクテリア状、棒状、細菌状、酵母状……といった十六段階の変化を遂げる。その最後に出てくるのは菌糸葉状体で、私の習得したLBAの創始者トレーシー・K・ギブスの言う線維状葉状体――バクテリアの「まゆ」とたとえている――と同一物である。この十六段階は、生体の免疫機構の異常な状況に応じて変化していく。これが今述べたソマチッドサイクルである。

ソマチッド理論とは、ガストン・ネサンが確立した画期的な生物学理論である。

簡単に説明すると、ソマチッド理論とは、血液中には意志や知性を持つ超微小な生命体がいる、という説である。その発見を可能にしたのが、ネサンが製作した世界で唯一、約三万倍という驚異的な分解能力を持った特殊光学顕微鏡・ソマトスコープである。

ネサンは、ソマトスコープで血液を観察し、血液中に超微小な生命体を発見した。その超微小な生命体は、通常の生命体が死んでしまう劣悪な環境でも生き続ける生命力を持ち、がん細胞ができると避難行動をとるので、がんの発生を予測できるなど特異な能力を持つと断定した。そして、この超微小な生命体を、すべての生命体が共通して体内に持つ最小単位の生命「ソマチッド」と名付けたのである。

もし、一滴の生血液中に認められた菌糸（線維状）葉状体が、このソマトスコープで観察されたならば、ネサンは、過去大きな病気が存在し、体の免疫機構が大きく変動したという「病気の証人」ということになると説明している。

さらにネサンは、がんや難病患者の「ソマチッド」と健常者の「ソマチッド」は形状が異なることに着目し、「ソマチッド」を正常な形状にすることで、難病・重病を治療できると信じ、そのための薬剤を開発した。先の「714X」であるが、その驚異的な治療実績と、ネサンの理論が飛びぬけすぎているため、保守的な専門家からはまがいもの扱いされ続けている。

だが、ネサンのソマチッド理論は、驚異的な治療実績を伴っており、オルゴン療法と大いに相通じるものがある。とりわけ、すべての生命体に共通する生命エネルギーに働きかけるという点である。方法論は異なるが、ともに現代の医療の範疇をはるかに超えた、真に最先端の医療であることは間違いない。

なお、ガストン・ネサンの理論に関しては、千島学説研究会の同人・同理事であった故稲田芳弘氏の『ソマチッドと714Xの真実』に詳しいので、興味を持たれた方には購読することをお勧めする。

オルゴンエネルギーの正体は「螺動ゼロ場情報量子エネルギー」だった！

オルゴン療法の科学的根拠については、人間をはじめ脊椎動物の体液循環に関するまったく新しい説や、第三の系統生体情報量子エネルギー伝達系＝氣の通り道・経絡とともに説明することで、概要はおわかりいただけたことと思う。

では、オルゴン療法に使用するオルゴンリングはどうかと言うと、これもまた、通常医学の定説を凌駕するレベルで解説しなければならない。

科学の世界では、偉大な発見には同時性がしばしば起こっている。つまり同時に同じ偉大な成果（発見）を達成しているのだ。たとえば、文字どおり奇想天外な学説で、その道の権威者たちから異端視、無視、黙殺、封印されつづけた千島博士と、フランスの生理学者ルイ・ケルヴラン（一九〇一〜一九八三）が挙げられる。

「革新の生命と医学の八大原理」にまとめあげられた千島学説は、もう一度おさらいすると、健康面に重要な新血液理論を五つの説で唱えている。

①赤血球分化説＝赤血球はすべての細胞に変化する
②血球の可逆分化説＝すべての細胞は、すべての血球に逆戻りする
③生命の自然発生説＝バクテリア、ウイルスは親なしで発生する
④細胞新生説＝細胞は分裂して増殖するものではなく、新生して増殖する

⑤腸造血説＝赤血球は小腸の絨毛で食物から造られる

千島は、以上の五大原理を応用し、氣、血、動の調和を図れば、健康維持、増進、病気の予防、治療に寄与することができると提言した。

他方、ケルブランの研究成果は、生体内原子転換である。生物の体内では共生微生物や酵素が働いて、ある原子が別の原子に容易に転換するという問題は、物理学や化学など専門家の問題に思えるけれども、じつは私たちの健康や医療、現在進行中である放射性物質の除染などの問題に大いにかかわっている。

この二つの学説の接点を挙げると、ケルヴラン説は原子レベルにおける転換であり、千島学説は細胞レベルにおける転換ということになるが、いずれも「変化すること」を基本にしているという点では共通しているといえる。

植物の葉緑素（クロロフィル）と動物の血液の中の血色素（ヘモグロビン）は、ともに化学構造式は極似している。主たる違いと言えば、中心にあるのがマグネシウムか鉄かという点だけである。そこで葉緑素が血色素に転換することが解明できれば、食物が血液となり、細胞に変化する道筋も明らかになる。

ケルヴランは、マグネシウムから鉄への転換には触れていなかったが、腸内の共生バクテリアや酵素の作用が、植物の緑色のクロロフィルから動物の赤色のヘモグロビンに変わる原子転換方程式を成立させている。

前置きが長くなったが、この二人の異端児の真の後継者として登場したのが、哲学・工学者の高尾征治博士である。氏は一九八三年九州大学で工学博士号を取られたほか、イオンド大学名誉哲学博士、哲科学・技術研究／ＴＡＫＡＯ代表でもある。

二〇〇〇年、高尾博士は世界に先駆けて量子水理論を研究発表するやいなや、科学研究史上、類を見ないスピードで、常温常圧原子転換にかかわる実験的理論的研究を学会などで発表、現代科学の様相を一変させる『量子水学説』を著したのである。

量子水学説とは、私の理解するところでは、弁証法的物神一元論という、精神世界と物質世界を統合した新しい哲学的世界観のもとに構築されている。

高尾博士は、水の新しい三態、すなわち分子水、原子水、量子水を提唱した。これは、ケルヴランの生体内原子転換構図で、水素と酸素が交互に絡んでいることにヒントを得たものである。分子水では原子転換は起こらないので、原子転換を起こせる量子レベルのエネルギーを擁する水、つまり量子水を発想するに至ったのだ。そして、量子水がエネルギーレベルを下げて、原子水経由で分子水になり、その逆もまた成り立つことを、科学的に証明したのである。高尾博士は、

①すべては陰陽である
②すべては相対的である
③すべては変化する

という三つの公理に従って、陰の精神(＝虚)世界と陽の物質(＝実)世界の関係性を明らかにし、両空間の情報エネルギーとして量子水、その実体としてニュートリノなどの情報量子エネルギーを導入した。

さらに酵素、触媒作用のエネルギー的本質は、ナノ結晶構造やナノ化学構造の形態に――その多くはプラトン立体の正六面体、正十二面体、正三十二面体などと結びあっているのだが――波動共鳴してその中心のゼロ点で螺旋状に生滅する情報量子エネルギー・ニュートリノ類(螺動ゼロ場情報量子エネルギー)にほかならないことを突き止めた。つまり、千島博士の想定した超エネルギー(＝氣)⇕素粒子⇕原子⇕分子⇕細胞を、具体的に解明したということである(図6、7参照)。

図6　物質世界と精神世界の関係性

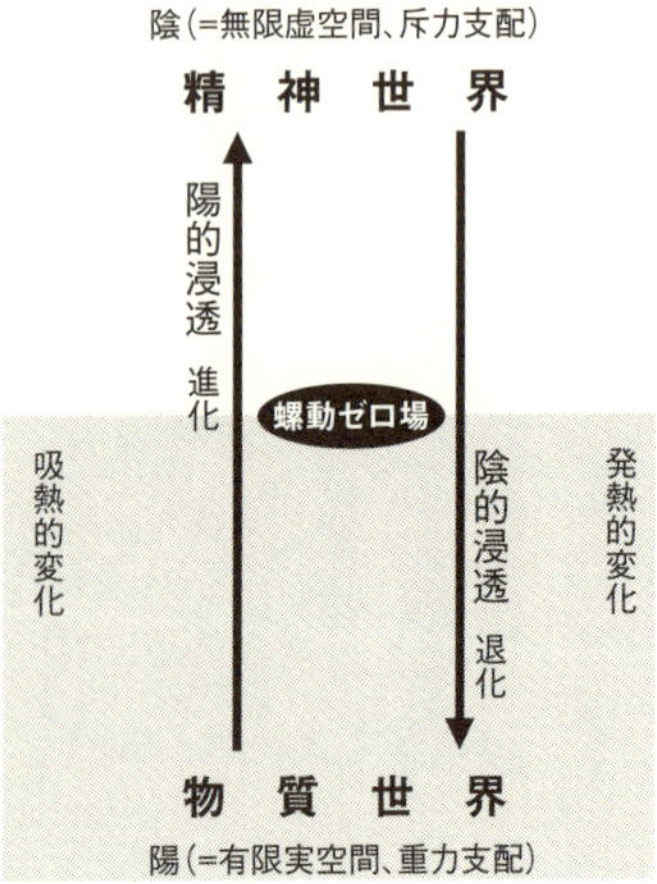

図7　螺動ゼロ場情報量子反応式

虚子光⇔ゼロ点

⇔実光子、正、反ニュートリノ、陽子、電子

⇔三つのπ中間子(クォーク対)

⇔中性子(π0、π＋、u̲・d)

⇔陽子(π0、π＋、u̲・u)

⇔水素原子

このように、高尾博士オリジナルの新しい水三態（分子水、原子水、量子水）からなる量子水理論で、氣のエネルギーの実体が解明されたことになる。

さらに高尾博士は、オルゴンリングについても、興味深い論考をしている。それは、主催する「哲科学・技術研究／ＴＡＫＡＯ」の通信「ししゃ科も便」に、ある千島学説研究会同人から寄せられた「オルゴンリングが金属探知機にかからないのはなぜか？」という問いに対する解答から始まり、最後にはオルゴンリングのエネルギー発現機序を明確にしているのである。

ご存じのとおり、オルゴンリングの基本形状は、「ロジウム」か「ゴールド」を強力にメッキした蛇腹とまったく同じ形の螺旋状であり、企業秘密の特殊金属物に強固に巻きつけてある。この形態に波動共鳴して、その中心のゼロ点で、螺動ゼロ場情報量子エネルギーが生滅するという。

そして、触媒作用の高い金属ロジウムやゴールドに、螺旋状の蛇腹構造をしていることが重なって、より効率的に螺動ゼロ場情報量子エネルギーを生成させ、それが金属探知機からの電磁波を分解している、もしくは電磁波の電磁誘導で発生する交流電流の実体を担う電子に、螺動ゼロ場から発生する反電子＝陽電子が衝突、ガンマ線に転換することで、交流電流が流れないようにしていると考えられると、高尾氏は解答した。

次に、同氏に寄せられた「オルゴンリング著効の秘密を探ってほしい」という依頼については、次のように解答している。

――私が体系化した量子水学説の本質に照らすと、メッキしている金属がロジウム、ゴールドなど触媒作用の高い金属であることから、目に見えない虚空間光子がゼロ点を介してわれわれのいる物質世界（実世界）に渦巻いて現れる、螺動ゼロ場情報量子エネルギーではないかと考えられます。これは、観測機器を介せば目に見えるエネルギーで、宇宙の真善美を体現した量子エネルギーなので、身体のアンバランスを元のバランスのよい状態に戻せるのだと思います。

そのようなオルゴンリングで身体を摩擦したり、身体のツボや経絡を押したりすると、物質→素粒子→ゼロ点→虚空間の光の向きに量子転換が起き、身体の悪いところが減少していき、逆にオルゴンリングから放射される前述の量子エネルギーは、それをバランスよく補いながら物質化されるので、身体が回復に向かうのではないかと思います。――

オルゴンエネルギーは、宇宙全体に調和波動として充満している全生物の生命力の源であり、それをオルゴンリングで、さらにエネルギーレベルをアップして、本来、完璧に創造されているわれわれの心身に働きかけているのである。

5

症例別・2万人の体験者から100例

20年間のデータ、施療記録・FAX・メール・電話録音より

こんな症状にも効果があったという実例100選

オルゴン療法は、これまでの章でおわかりのように、痛みやかゆみ、冷え性や不快感を緩和することで、病も改善するという仕組みである。

これまでの章で紹介してきた例以外にも、読者の中には、ご自分やご家族の症状と比較して、より近いものの例があれば、より参考になるという方もおられると思う。

そこでこの章では、過去20年近く、2万人に及ぶオルゴン経験者の中から、できるだけ多くの種類の症状を100選んで、1例を2行にまとめて簡潔に紹介することにした。

白斑症◉東京女性50代。手首から先が真っ白。大学病院での治療を週1回、1年間受けたが効果がなく、オルゴン施療15分で色が戻った。その後も正常なので病院に報告。

膠原病◉愛媛女性50代。下顎を引っ張っていないと歯ぐきを嚙み切る。医大に通うも改善せず、リングを5本の指にはめて強く握手したら、その瞬間1秒で顎がゆるんだ。

膠原病◉女性50代。唾液が出ないので食べ物が喉でつかえる。ピンセットオルゴンで鎖骨や喉を5分くらい軽くこすると、すぐ唾液が出て、パンを食べたが結果は良好。

アトピー性皮膚炎◉岡山女性30代。手の指の節々があかぎれ、爪のまわりは盛り上がっていたが、オルゴン療法後、手足に指輪、オルゴン水をスプレーすることで3年後に全快。

薬疹◎男性60代。病院でもらった数種類の薬を飲んでいる間に、腹部全体が黒くなったので薬害によるものと判断。腰用リングを巻くと2カ月後には薬疹が消えた。

薬害◎愛媛医師からの依頼。どんな処方も薬害になる女性の患者。オルゴンリングを身につけると調子がいいと言うので、越野先生に彼女を救ってほしいという電話があり。

薬害・医療ミス◎大分男性医師。幼児の治療中、体がパンパンに腫れ薬害と診断。オルゴンで幼児の手足を軽くさすったところ、腫れがみるみる引いて医療ミスをくい止めた。

花粉症による鼻炎◎男性、女性多数。花粉の季節になると、鼻水とクシャミが出て困っていたが、鼻用リングを装着すると症状が和らいできた。

胃がん◎広島男性。7年前、全身小豆色になりホテルで動けなくなった。オルゴン療法で食事ができるようになったので、社員に療法を教え、がんを克服、元気にしている。

肝臓がん◎男性30代。余命1カ月と言われたが、オルゴンセミナーで10分の経験だけで急に体調がよくなったので、本格的にオルゴン療法を始め、4年後も元気という。

肝臓がん◎広島男性50代。吐血が続き、医師に余命宣告される。血行障害の心配から医師に却下された腰リングを巻いて1カ月、大量の吐血後、がんは消滅した。

末期がん◎佐賀男性80歳。娘さんが自分の手首のリングで、入院中の父親の手足の末梢治療をすると、20日間点滴で栄養を摂っていたのに食事ができるようになった。

悪性リンパ腫◎男性50代。明けても暮れても入院・検査のくり返しで体が衰弱していたとき、代替医療に取り組む医師の紹介でオルゴン療法を受け、元気になり退院できた。

前立腺がん◉男性小児科医師70代。専門医に通い治療を受けたが、尿の出がますます悪くなり、手術が必要となったとき、男性用㊙リング使用で症状が和らぎ体調万全となった。

膀胱がん◉京都女性。手術後再発。女性用リング・腰用リングをつけ、施療用リングで末梢療法をすると再検査でがんが小さくなっており、再手術を延期している間に全快した。

腎臓結石◉医師40代。息子が痛みで脂汗をかいていたので、痛むところに貼り付け用リングを3個貼った。痛みはすぐに消え、翌朝の検査では跡形もなくて驚くしかなかった。

便秘◉愛媛男性50代。1週間も通じがなく、下剤やトイレのシャワーでいくら刺激してもダメというので、手首にリングをつけると、すぐトイレに行って大量の便が出た。

尿が出ない◉女性3名。2人は女性用㊙リングで局部を押し解消。もう1人は女性用リングをズボンの上から強めに押し、この痛みで神経が通り、尿が出るようになった。

イボ痔◉男性50代。治療用リングをパンツに入れて就寝。翌朝イボ痔が小さくなった。入浴中肛門をリングでこするとウミが出て、何度かするうちにイボ痔が消失した。

食中毒◉イギリス人男性40代。訪日の際、機内食により下痢と嘔吐、40度の高熱が出たが、到着後、ホテルでオルゴン療法を受けたら、すぐに症状が治まった。

不眠症◉長野男性。男性用㊙リングを装着して就寝。連続7時間30分熟睡できた。翌日試しにコーヒーを3杯飲むと15分おきに排尿があり、いつもの残尿感はまったくなかった。

子宮脱◉韓国人女性。2児出産後から子宮脱。女性用㊙リングを当てていると子宮は定位置になり、予想もしなかった3人目の赤ちゃんに恵まれた。

子宮頸がん予防ワクチン後遺症◉高校3年生。予防注射のあと、両足がむくんで固くなり、夜は足が痙攣して眠れなかったが、足の末梢施療でむくみが引き、楽に歩けるように。

子宮筋腫◉大阪・福岡・愛媛・兵庫。同症状の4人。大阪の女性の筋腫はソフトボールの大きさだったが、オルゴン療法、女性用リングで手術不要に。ほかの3人も同様。

生理痛と出血異常◉愛媛女性30代。ホルモン剤注射で出血の量は改善したが痛みが取れず、リング療法で大量の汗が出たあと、下腹部の高熱が取れ精神的苦痛もなくなった。

頭痛◉千葉女性40代。25年来の頭痛。各種治療を試すが効かず、オルゴン療法で頭痛は解消。痛みが出るとオルゴンピンセットでこすれば消える。頭痛薬と縁が切れ嬉しい。

腰痛◉広島男性。治療のために3軒の病院に通ったが、3軒とも椎間板ヘルニア手術をしない限り治らないと言った。しかし、オルゴン療法で痛みが取れ15年経過している。

腰痛◉福岡女性24歳。大病院で腰痛は3年の入院で治るが、妊娠・出産は一生無理と言われた。しかしオルゴン療法で痛みが消え、数年後に結婚、2人の子どもに恵まれた。

腰痛◉会社経営男性。椎間板ヘルニア手術の後遺症で歩行困難になる。リングでこすると手術痕が白から赤になり、汚れた血が肛門から大量に出た。顔色がよくなり歩行も改善。

腰痛◉内科医師男性。腰痛の患者にベッドに横になってもらい、腰用リングを巻くと、ベッドから下りたときには痛みが取れていた。ウィルヘルム・ライヒを研究したい。

ぎっくり腰●会社の後輩がぎっくり腰に。うつ伏せになると左足が5センチ長かったので、オルゴンで骨盤と足指への施術をしたところ、痛みが解消、翌日ゴルフができた。

腰痛・膝痛●愛媛夫妻。鉄工所で働き、あまりにひどい痛みのため定年前に退職予定だったが、手足にリングを巻くと痛みは消え、再就職して15年以上働いた。

膝痛●愛媛高校生男子。陸上競技中、膝を痛め走れなくなった。末梢施療をし、腰と足にリングを巻くとウサギのように一気に駆け出せ、大会にも参加できた。

膝痛●大分女性70代。足全体がむくみ正座ができない状態だったが、リングでくるぶしの上をこすって刺激すると一瞬で正座ができるようになった。

頸椎損傷●愛媛歯科医師男性。前後左右まったくと言っていいほど動かない首に、幅の広いリングを巻くと、1分後に全快。整形外科など病院には多く通ったが治らなかった。

C型肝炎●北海道男性。病院の診断ではＣ型肝炎と言われていたが、オルゴン療法で全快したとの報告があり。

C型肝炎●男性中年。オルゴン療法体験後、オルゴン棒でこすったり、叩いたりすると心地よく、続けていると、1週間後、病院でＣ型肝炎が改善していると言われた。

突発性肝臓の痛み●愛媛男性60代。ＮＨＫ野球解説員。突然肝臓のあたりがひどく痛む。手首のリングを肝臓部に当てると、痛みが和らぎ、30分後に腫れも引き、正常に戻った。

肝臓が悪い◎オーストラリア人女性30代。合気道をするため来日。足が冷たく下腹部に熱を持ち痛む。肝臓にステントがある。鼠径部をリングで押すと血液が流れ痛み解消。

ひどい疲れ◎女性40代。肝臓病による疲労感でゴロゴロと寝るだけの生活が、一度のオルゴン施療でよくなり、翌日予約の病院へは行かず、それから10年間通院せず健在。

胆嚢炎◎埼玉男性。エコー検査で1センチほどのしこりがあることがわかり、知人から腰用リングを借りて使用しているうちに痛みが解消。1年後しこりはなくなった。

低温火傷◎大阪男性。末梢神経に異常があるため、火傷をしても痛みを感じない。めまいと頭痛があり、高速道路では運転できなかったが、オルゴン療法で全快。

指の怪我◎男性。鉄筋を曲げるロールで、人差し指を36針縫う怪我。包帯を三重に巻いた上に指輪を通し、また包帯を巻くと痛みは消失。直後、建設機械に乗って作業。

指が曲がらない◎男性20代。指が曲がらなくなり、労災認定が受理されたらオルゴンで治したいと言っていたが、約5分間こすったら完全に元どおり動くようになった。

虫刺され◎女児生後3カ月。腕に蚊に刺されたような痕が広がり、化膿したので病院へと思ったが、オルゴン水をスプレーしたところ、1週間後にあとかたもなく全快した。

切り傷◎男子小学生。転倒して膝に怪我をした。オルゴン龍を傷口に向けると段々と傷口が小さくなっていった。みな不思議がり、私は「魔法使いのおばあちゃん」と呼ばれた。

転倒の打ち身◎新潟女性。雪道で滑って、腰・背中・腕の強い痛みで苦しんでいたとき、リングを手・腰・足に巻くと、翌日には痛みが消えていた。

屋根から転落●北海道男性。電気工事中2階の屋根から落ち、入院したが回復が見られず、友人が施療用リングで2時間くらいこすると痛みは完全に治まった。

骨折（手の親指）●愛媛野球解説者男性。素手でボールを受け、親指の根元を骨折。オルゴン水で冷やし、患部にリングを当てると腫れも痛みも治まり、1週間で骨が接合した。

打ち身による痛み●東京男性。膝を曲げられないほどの痛みがあるが、レントゲンにも異常は写らず。医者に注射も飲み薬も断り、大腿部をリングで押すと痛みは止まった。

ムチ打ち症●愛媛女性60代。交通事故で首が動かず2カ月入院していたが、首にリングを巻いた直後、自由自在に動き出した。これならすぐに退院できると喜んでいた。

手首の腫れ●大阪女性。左手が2倍に腫れていたが、リングを巻くとさらに痛みが出た。好転反応だと思い、じっと我慢すると痛みが止まった。瞬間、完全に腫れが引いた。

リウマチ●長野女性。ドアの取っ手も握ることができないほどの痛みがあったが、指輪と手首用リングをつけると、その日のうちに痛みが取れ、台所仕事もできた。

全身リウマチ●大分女性薬剤師34歳。1粒のぶどうを食べただけでも激痛で眠れず断食状態。オルゴン龍を上半身から下半身に向け、体に沿って動かすだけで痛みが解消。

痛風●大阪整形外科医男性。オルゴン療法図を参考に自分で治せた。ときどき街を歩いていて失神し、病院へ搬送されることがあったが、それもなくなり感謝している。

変形性関節症◉大分女性60代。指関節の痛みで眠れなかったが、指用リングを第1・第2関節にすると痛みと熱が解消。施術用リングでこすると指がまっすぐになってきた。

両手の痛み◉愛媛女性。病院で原因不明と言われた強烈な痛みで、全身の震えが止まらない。指輪を両手の指10本にはめた瞬間、痛みと震えが止まった。以後症状は出ない。

間質性肺炎◉愛媛男性。肺が苦しく食欲もなく痩せ細った体。乳頭をこすると胸に筋肉がつき、翌日には元気になり、稲刈りもでき、高野山のお参りにも行くことができた。

心臓病◉東京女性63歳。心臓薬は医師の指示どおり服用。医師からは手術しないと1年以内に死ぬと宣告されたが、オルゴン療法で3年経過し、現在も体調良好。

心臓病◉長崎男性60代。冠動脈を広げるバルーン血管形成手術後、首の左側から肩にかけ刺すような痛みがあり。一度のオルゴン療法で解消し2カ月ぶりにぐっすり眠れた。

就寝時の動悸◉神奈川女性。血圧はやや高め程度だが、就寝時動悸が気になって寝付けない。左手にリングをつけると動悸がなくなり、よく眠れるようになった。

気圧による体調不良◉東京女性30歳。都内にいても、台風が沖縄や九州に接近すると会社を欠勤。オルゴン療法とリング着用で、関東に台風が来ても大丈夫になった。

難聴◉東京男性60代。右耳が35年間聞こえなかったが、耳珠・耳介をもみほぐしたあと、外耳道にリングを入れると、かすかな音が聞こえ10分後全快。同様の症例多数あり。

鼓膜破損◉愛媛男性65歳。幼児のころ箸を両耳に入れ鼓膜を破損。両耳にリングを入れると60年ぶりに耳が聞こえ、今までの無音の生活を思い、感動のあまり泣き崩れた。

難聴と耳鳴り◉茨城男性55歳。柔道で耳にタコができていた。耳珠を押し耳介をもみ、耳リングを入れるとタコが柔らかくなり、難聴は90％改善、耳鳴りも少なくなった。

子どもの難聴◉宮城3歳と5歳の男児。大学病院で難聴と診断。手術で鼓膜を張り替えないと聾唖者になると言われたが、耳用リングを使用して10年以上になるが異常はない。

慢性頭痛◉女性36歳。子どものころからの頭痛で薬を常用。手の末梢療法と指輪、手首のリングをつけたら、いつのまにか薬も服用せず頭痛とは縁が切れ、すでに15年経つ。

脳梗塞◉女性70代。糖尿病で入院中3度脳梗塞になり、無表情でいすに座ったままになった。両手両足にリングをつけると立ち上がり歩き出し、翌日には散歩をしていた。

高血圧◉島根女性70代。入院しているが、どうしても血圧が下がらないという相談を受け、両足の親指への指輪もよいと伝え、そのとおりにしたところ血圧は下がった。

高血圧◉1年前の健診で血圧178～115で要注意。腰用・首用・足の親指用・手の薬指のオルゴンリングと末梢刺激により、140～90台に低下。現在も低下傾向。

更年期障害◉北海道女性。更年期障害で外出できないほど体の不調に苦しんでいたとき、大きめの指輪を下腹部に当てると、街まで買い物に出かけられるほど元気になった。

自動車事故◉山村の村長。自動車運転中、電柱にぶつかりハンドルで胸を強打。手術した傷口からリンパ液が止まらない。オルゴン龍を向けると傷口がふさがりきれいに治った。

交通事故の後遺症●整体師女性40代。膝がほとんど曲がらなくなり、障害認定を受けている。オルゴン療法で階段も上れるようになったと泣き崩れるほど喜んだ。

両肩の固さ●先述の村長夫人。エプロンの紐さえ後ろ手で結べず通院していたが、両手首にリングをつけると、すぐに頭上まで腕が上がるようになりエプロンの紐も結べた。

O脚●三重女性60代。子どものころからのO脚。説明指導しながら、ベッドに横になった女性の脚を5～10分こするとO脚は解消。感動のあまり涙ぐむほど喜ばれた。

動かない手●香川男性気功師。気の使いすぎか、握り締めた両手が開かなくなり、強引に手のひらに数個の指輪を握らせると、1分も経たないうちに自由に動くようになった。

甲状腺機能低下症●女性50代。医師の紹介で、首・手・腰にリングを巻いていると、薬を忘れるほど元気になった。

肩こり症・冷え性●母親の肩こり症はリングをつけて解消。3歳で冷え性の子は、お腹に5～6分リングを当てると、プールで冷やしたいほど温まり、その後、冷え性は出ない。

冷え性●マレーシア日本人女性40代。大理石の家が夏でも冷え、冬は凍えていた。オルゴンリングを使用し症状が和らぎ、帰国後、末梢施療体験し、冷えは解消。

冷え性●東京女性40代。末梢施療のあと女性用リングを当てると体温が上昇したが寒けは止まらない。再び末梢を刺激すると自律神経が正常になり、翌日には回復した。

下腹部の冷え●女性。女性用㊙リングを使用すると温かくて心地よい。まるでカイロを当ているように温かい。不思議と腰までも温かい。使用者ほぼ全員の声。

脳手術後◎男性50代。頭蓋骨を切る大手術のあと、退院したが、骨が接合していないのか、いつもカツカツという音がしていた。リングで軽くさすると音は消えた。

術後後遺症◎女性50代。乳がんで右乳房摘出後、夏でも寒けで使い捨てカイロを日に36枚貼っていた。オルゴン療法1回、手・腰・足のリングで調整、カイロは不要となった。

肥満◎男性40代。腰用リングを巻いて寝ると、翌日お腹もスッキリした。ウエストを測ってみると一夜にして18センチも細くなっていた。もとは118センチだった。

パーマ液かぶれ◎大分女性。パーマ液に負けて顔が真っ赤になり、目が見えないほど腫れていた顔に、オルゴン水をかけたところ、5分で腫れが半分になり赤みが引いた。

麻痺◎千葉女性40代。右肘の痺れで21年前と17年前に手術するも、肘から右手小指・薬指までの痺れが取れなかったが、1度のオルゴン療法で痺れが消えリングで全快。

顔面神経痛（ベル麻痺）◎愛媛女性。顔面が痙攣し、ベル麻痺と診断。リングで顔をこすると薬品のような臭いが出て、痙攣はなくなった。臭いは歯の麻酔薬のようだったという。

骨化症◎台湾男性。台湾では10万人いるといわれる筋肉が固くなる病気。オルゴン療法6回で改善し、主治医からオルゴンの説明会を開いてほしいとの要望あり。

骨化症◎名古屋男性。散歩くらいはできるようになりたいという希望でリングを使用するうち、筋肉がゆるみ、外出できるようになって、海外旅行もできるほど回復した。

水虫◎愛媛男性60代。片足の半分、包帯が必要なほどジュクジュクとしていたが、末梢施療とオルゴン水で2カ月後に全快。水虫はリンパの詰まりが取れると快方に向かう。

白内障◎大分女性70代。白内障手術の勧告後、耳用リングで目のまわりをこすると視野が広く明るくなり、手術不要となる。ご主人の脳梗塞後の白内障も同じだった。

眼科治療◎眼科医師男性。薬害の怖さは承知のうえだったが、オルゴン水とリングは無害で効果抜群と知る。今後は自然療法の時代、オルゴンを詳しく研究したい。

歯周病◎男性医師。歯がぐらつきはじめたので口内用リングを入れていると、歯茎が引き締まり、ぐらつきがなくなり、やがて歯が安定し、唾液もよく出るようになった。

体調改善◎男性医師。ビールが好きでいつも浴びるほど飲んでいたが、首用リングを巻くと液汁が1カ月も出続けた。その後、首まわりが細くなり体調もよくなった。

ストレス性体調不良◎プロ野球監督。連敗が続き、胃腸が悪化。手首用リングで快調になり、リーグ優勝。日本シリーズにも勝って、胴上げのときも手首にリングが光った。

原因不明の呼吸異常◎呼吸が苦しくなるが、病院で検査しても異常は見つからず。指輪と手首リングで呼吸が楽になり、体の痛い箇所に指輪を貼ると痛みが止まった。

足が痩せ細る◎医師50代。虫刺されが原因か、左足大腿部が無残なほど痩せ、西洋医学も民間療法もダメ。1度のオルゴン療法で肉が付き、翌日にはもっと付いていた。

足のほてり◎男性60代。オルゴン水は火傷、切り傷によいことは知っていたが、足がほって眠れないとき、スプレーすると足元がすっきりしてすぐに眠れる。

外陰部のかゆみ●アメリカ在住日本人女性30代。外陰部と膣の中までのかゆみが、医者の処方薬、ステロイド剤も効かず、女性用㊙リングを使用すると1カ月でまったく消えた。

解熱●三重男性。風邪を引いたりして発熱したとき、熱が感じられるところにオルゴン水を吹きかけ、リングを当てると熱が下がっていく。薬害の心配もないので助かっている。

6

オルゴンリングの種類と使用方法

自分でも家族でもできる方法を紹介

なぜいろいろな種類のリングを作ったか

オルゴン療法は、今までの章でもたびたび出てきたように、「オルゴンリング」と名付けたリングを使うことによって、その効果を最大限に発揮できる。

最初は単にブレスレットの形としてスタートしたオルゴンリングだったが、その後、用途によってより使いやすい、より効果が表れやすいものを模索しつつ、現在、十種類以上のリングを開発し、これらを使ってオルゴン療法の指導を行っている。

オルゴンリングは、症状に合ったものを身につけることによって血液やリンパ、ホルモンの流れをよくするタイプと、末梢部の詰まりを取ったり、血行不良を起こしている部位をさすったり、こすったり、押したりなどすることによって全身の流れを通すタイプ、施療を目的に作られたピンセットオルゴンや施療用リングなど、さまざまなタイプがある。

まず、もっとも一般的に家庭で使えるものを大別すると、次のようなものがある。

○手首用リング
○指輪
○首用リング
○腰用リング

○足首用リング
○施療用リング
○オルゴン水用リング

その他、さらに部位ごとに作られたリングもある。

○耳用リング――難聴や耳から起こるさまざまな症状の場合に活用。
○鼻用リング――鼻炎や鼻詰まり、蓄膿症など、鼻から起こるさまざまな症状に活用。
○口内用リング――口に入れても飲み込まない大きさのリングで、歯茎を引き締め、歯周病の予防や歯の痛みを和らげるのに効果的である。
○男性用㊙リング――外陰部の痛みやかゆみ、睾丸の腫れ、頻尿や尿漏れ、前立腺肥大症、その他、性機能低下等、ホルモン系の症状に活用。
○女性用㊙リング――外陰部の痛みやかゆみ、ヘルペス、生理痛、生理不順、下肢や局部の冷え性、不眠、更年期障害からのさまざまな症状、子宮や卵巣のさまざまな症状に活用。ホルモン系の働きを活発化するため、不妊症にもある程度期待ができる。
○足の親指用――血圧が上がる仕組みは、下肢に流れる血液が少なく、上肢に多すぎるためと考えられるので、足の親指につけると血圧が下がる場合がある。

○貼り付け用リング——痛みがあるところに医療用テープなどで貼る、貼り付け用専用のリング。通常、指にはめている指輪を貼る方法でも、貼り付け用リングの代用品となる（貼り付け専用リングのほうが効果大）。

それぞれのリングの効果と活用法

人間には、じつにさまざまな自覚的症状、体調不良があるが、それら表に表れた症状をいち早く取り去ることで、病気を予防したり、病気そのものを改善させるというのがオルゴン療法の考え方である。そこで、そのためにこれらいろいろな種類のリングをどのように活用すればよいか、過去の実例でわかってきたことをもとにお伝えしておきたい。

❶手首用リングの効果と活用法

通常は左手首につけていることで、末梢の詰まりがだんだんと解消されると考えられ、肩こりや、頭痛、めまい、吐き気、胃腸障害、生理痛などに活用できる。末梢の詰まりがなくなれば、心臓に負担がかからなくなり、疲れも取れやすい。心臓が活発に働くことになれば、全身（各臓器も含め）に十分な血液を送ることができ、病気も改善されやすくなる。左手首にリングをつけていて右肩のこりが取れないときは、右手首にリングをつけ替えるか、もしくはこりのある部位にリングを載せたり、リングでもみほぐしたりする。

手首用リングをつけたところがかゆくなったり、湿疹のようなものが出たりすることがあるが、これは一般的にいう金属アレルギーとは違い、リングをつけている部位からリングが体内の毒素（薬品も含め）を吸い出しているためと考える。このような場合、反対側の手首につけ替えたり、かゆみなどにはオルゴン水をスプレーしたりするとよい。

その他、手首用リングの使用方法としては、虫刺されやかゆみ、打撲による痛み、胃の痛み、腰の痛みなどのときに手首からリングを外して患部に当てるか、もしくはさする方法でも応急的に症状を鎮める効果がある。骨折をした場合も、回復を早めるのに効果的である。

❷ 指輪の効果と活用法

手の中指は、第二の脳とも呼ばれるくらい重要な働きをしているといわれる。通常は中指に合うサイズを選んでつけていればいいが、ときどき中指から、ほかの指につけ替えることで、さらに各臓器の働きもよくなるように思われる。

親指はもっとも太い指なので、第一関節部に当たるようにはめてもよい。小指の場合は、指が細いので指輪が落ちないよう、指を曲げた状態で使うとよい。

リウマチによる関節の痛みや、バネ指にも指輪が効果的である。

その他、指輪の活用法としては、体の随所に起こる痛みに対して、指輪を貼り付けることで、貼り付け用リングの代用品ともなる。魚の目やタコにも貼るのもよく、目を閉じて目の上に置いたり、置いた指輪で軽くマッサージをすると、目がすっきりしたり、目の見え方に変化があったりする。

メガネの度数が合わなくて字が読みにくいときなど、メガネのフレームに指輪をひっかけることでよく見えるようになることもある。フレームの中心部（鼻の当たるところ）に、小さな貼り付け用リングをつける方法ならさらによい。

❸首用リングの効果と活用法

手首用リングをつけても首のこりが解消できない場合や、むち打ち症のときに首用リングの効力が期待できる。甲状腺機能低下はホルモン系の異常から起きるためか、首用リングが喉に当たるようにすると、首まわりの腫れや顔のむくみにも変化が起こる。首用リングに耳用と指輪をセットしたもの（首用セット）は、さらに効力があるようだ。

首用リングの活用法としては、大腿部（足の付け根）に巻いたり、肩に掛けたり、その他各臓器の気になる部分やお腹をこわしたときなどは、直接肌に当てるのもよい。

頭部の違和感の場合も、頭に首用リングを巻くと気分がすっきりするが、頭に巻く場合は、わずかの時間にし、とくに血圧が高いときは、頭部は避けたほうがいいようだ。

❹腰用リングの効果と活用法

腰用リングは、日常生活による腰の痛みを取るために作ったものだが、重度の腰痛や病院で椎間板ヘルニアの手術をする以外、方法はないと診断された方がよくなった例も多い。腰は体の中心部を司る骨盤内臓神経が集中していて、男女生殖器をはじめ膀胱、子宮、卵巣、腎臓、副腎、胃、肝臓、すい臓、小腸などにつながっている。

このように多くの臓器につながる神経が腰部にあるので、いかに椎間板ヘルニアの手術が難しいものであるかがわかる。医学に知識がある医師でも、この手術を受けたあとの障害に苦しんだ例がある。腰や頸椎の手術を受け、重い障害で苦しんでいる方の対応をどれだけしたか、数知れない。

腰が悪い人が腰用リングを巻くと、温かく感じ、中には熱すぎると言う人もいる。リングを巻いて十分くらい経過した段階で、わずか数センチ、リングの当たる位置を変えると、腰の悪い人はたいていリングが体温以上になっていると感じられる。

ところが、中にはこの温度変化がわからない人がいて、このような場合は、末梢神経が麻痺していることがある（末梢の詰まりを取ると神経感覚が回復するようだ）。

腰用リングの活用法としては、腹部に当たるよう、リングの切れ口が背中になるようにつけることによって臓器のある場所が温かくなる（病気になる原因は、臓器の冷えによるものである)。

その他、気になるさまざまな臓器のある位置に腰用リングを当てていく。女性の場合、ホルモンの異常からなる乳がん等に対しては、両方の乳房（乳頭）に当たるよう、両腋の位置で止めておく。この方法で腋の下のリンパも流れがよくなり、冷えた乳房も温かくなっていく仕組みで、病気予防にも役立つ。

特例では、腰用リングを肝臓部に当てていたら、肝臓がんが治ったという報告もある。人間の体の仕組みでは、頸椎（首の後ろ）で交差している神経があり、この働きがよくなると神経系の働きも活発になっていくようだ。

したがって、腰用リングを肩にたすき掛けするのもよい。背中がかゆいだけでも全身に異常が発生するが、こういう場合には腰用リングの先端部で背中をこすると、かゆみが止まることが多い。

❺足首用リングの効果と活用法

足首を曲げたり、指を反らしたりする筋肉の多くは足首のところにあり、これらの筋肉は、アキレス腱で束ねられている。足首にリングを巻き、アキレス腱の部位を強く握り締めたうえ、左右に五～六度回すことで筋肉の張りが取れ、膝痛や坐骨神経痛にも効果を示す。アキレス腱の張りが腰痛の原因になっている場合もあるので、足首用リングと腰用リングを併用して使うのもよい方法である。

アキレス腱の張りが和らぐことで、ヒラメ筋をはじめ大腿部の筋肉の張りも取れ、体の上部（頭部や腹部）に異常に溜まっていた血液が下肢に下がるため、腹圧や血圧も下げられる仕組みになっていると思われる。要するに結論としては、リングをつけた方向に血液がよく流れ出すと考えていただけばいいと思う。

❻耳用リングの効果と活用法

耳用リングを耳の穴（外耳道）にそっと入れて、時計のネジを巻く要領でゆっくり回してみる。そして、痛みを感じるところがあったら、その位置でしばらく（十秒くらい）止め、そのあとゆっくり回す。ぐるっと回して痛みがなくなったところで、耳用リングを差し入れたまま安定させる。

耳用リングは入れ方によって効果が大きく異なる。この方法で難聴などに変化がない場合は、耳の前（耳の入り口前側）にある突起（耳珠）を、指先でいく分痛みが出るくらい押したあと、耳たぶ（耳介）を手のひらで包むようにしてもみほぐすとよい。

多くの人は、耳は冷たいものだと思われているようだが、耳珠を押すことと、耳たぶをもみほぐすことで、血行がよくなり温かくなる。血行がよくなるとリンパの流れもよくなり、冷え切っていた聴覚神経も、そのぬくもりで感覚を取り戻せるようだ。

このあと、再び耳の中に耳用リングを入れると、難聴に対して効果が出るケースが多かった。耳ほど各内臓器官につながっているところはほかにない。耳の聞こえがよくなると、目や鼻までよくなることがあるのは、すべての器官がつながっているためと考えられる。

末期がんともなると、耳がスルメのように固くなる人がいる。日ごろからこのような方法を取り入れ、耳がいつも柔らかく、振動波が伝わりやすいようにしておくとよい。

耳たぶは、音をキャッチするアンテナの役目もしている。日ごろから耳をもむ習慣をつけるのも、病気の予防に役立つと考えてほしい。

耳用リングの活用法としては、目を閉じ、目のまわりの骨格や目の上を軽くなぞるようにすると、疲れ目やかすみ目といった症状も軽減することが多い。また、メガネのフレームにこのリングをひっかけると、なぜかメガネ疲れも少なくなるようだ。

❼足の親指用（指輪）による効果と活用法

手足の指の中で足の親指はもっとも太く、重い体を支えたり、体のバランスをとったりするためにも重要な働きをしている。それだけに血液も大量に流れていて、足の親指に詰まりが起こると、全身に不調が起こりかねない。

たとえば、高血圧を下げるのにも、この足の末梢部の詰まりが非常に関係があることを何度も経験した。先日も、島根県のある会社の社長から突然の電話で、奥様の血圧がとても高くて薬では下げることができない、どうすればよいのかとの問い合わせがあったので、すぐに足の親指に指輪をはめてみてくださいと答えた。すると十分後、再び電話が入り、血圧は安定したとの報告だった。

健康な人でもある日突如として脳出血や脳梗塞を起こす可能性がある。足の指が冷えたり、疲れたりジンジンしたりするのは、そうした病気の前兆かもしれない。足の異常を改善することで、これらの病気を未然に防ぐことができるかもしれない。

足の親指は先が大きいため、指輪をはめる際には指輪を広げ、指の横側から差し込み、そのあと締め付けるようにする。ときによると、リングをゆるく巻いているはずなのに、指に痛みが出る場合がある。この痛みは血管内部の詰まりが取れていると考えていい。痛みが強すぎるときは、指輪をいったん外し、数時間後あるいは翌日につけるとよい。

植物を観察すると、養分の届かない先端部分から枯れていく様子がよくわかるが、人間も末梢部の不調、詰まりを取ることがいかに重要であるかがよくわかると思う。

❽鼻用リングの効果について

鼻用リングは、鼻詰まりや花粉症、鼻炎などのほか、蓄膿症などにも効果が出ることがわかってきた。

鼻呼吸が正常にできるようになることで、血液中の酸素の量が保たれて、赤血球と白血球の割合もよくなり、生命体であるミトコンドリアも活発に働くようになる。

ミトコンドリアは、われわれが子孫を残すうえでもっとも重要な働きをしていると言われる。鼻詰まりになるとイビキをかいたり、無呼吸症候群を引き起こしたりする。

その他、鼻は体の中心線上にあり、その流れは各臓器を通り、外陰部に通じているため、甲状腺ホルモンや性腺刺激ホルモンにも深くかかわっていると思われる。

要するに鼻用リングを使うことで、全身の血液、リンパ、ホルモンも浄化されていくのだと思っている。

❾㊙リング　男性用と女性用について

われわれ人類が後の世代まで子孫を残していくうえで、もっとも重要な役割を果たす器官は内性器と外性器であるが、外陰部の諸症状の場合、恥ずかしさも相まって病院に行くのをためらいがちになる。

その点、オルゴン療法は、自分一人でもできるし、とくにこの㊙リングはひそかに自分で使って、痛みやかゆみ、不快感をいち早く取り去ることができるので、悩める女性・男性にとって有用性は高いと思う。

・㊙男性用リングの効果について

外陰部や陰嚢にリングを巻くことで、病院の診断では原因不明と言われていた睾丸の痛みや腫れが取れた例や、頻尿や前立腺肥大症にも働くという報告例、また男性機能の回復に役立ったと喜ばれた例が少なくない。

・㊙女性用リングの効果について

女性は生理機能と相まって、妊娠、出産、育児に至るまで、男性とは違い、非常に複雑な構造になっている。その女性のデリケートな体に対して、㊙女性用リングは、生理用品を当てるように使用することで、違和感なく使える。

腰痛がなくなったり、冷え性が改善されたり、生理機能も回復していくため、生理不順や生理痛をはじめとして、ホルモン異常から起こる更年期障害などにも効果があったという数多くの例が報告されている。少子化と言われる中、産みたくても子どもができない悩みを持った女性も多いが、このリングでホルモンの分泌が正常になったためか、念願の子宝に恵まれたというケースも少なくない。

鼻用リングも併せて使用することで、さらに効果が出た人もいる。

注意事項としては、男性用、女性用ともに、㊙リングは感染などの防止上、ほかの人のリングを使用したり、また自分のリングをほかの人に貸したりすることは避けていただきたい。

⑩施療用リングについて

施療用リングは、末梢刺激により手足指の詰まりを取ったり、鼠径部や腋の下のリンパ節の詰まりを取るほか、全身を押したり、こすったりさすったり、幅広く活用するため、一般用よりリングを大きく頑丈に作ったものである。

数回にわたりオルゴン療法を体験してくださった、東京女子医科大学附属青山自然医療研究所クリニックの斑目健夫先生は、在任当時、オルゴン療法について、末梢施療のほかにリングで全身の流れを通すやり方は、「筋膜療法」と呼ぶのが理想的であると、アドバイスしてくださった。リングでさする行為によって、ふさがっていたリンパの弁や毛細血管の弁も、同時に開く仕組みである。

施療用リングの末梢刺激以外の活用法としては、夜、寝るとき背中に敷いたり、お腹の気になる部分に置いたり、男性も女性も同様、リングを水洗いしてから外陰部のかゆみや痛みのあるところに当てるのもよい。

リングはいつも清潔にして、外出する際、旅行やキャンプのときも持っていくと幅広く活用ができると思う。ただ、施療用リングはあくまでも末梢刺激や全身施療を目的としたリングなので、常時体につける場合は、今までに紹介したそれぞれの症状に合ったリングを選ぶのが妥当である。

⓫ピンセットオルゴンについて

リングというより、ピンセットのような形をしており、施療用リングと併せ持って使用することで、細かい部分や、手の届きにくいところの施療ができ、そのうえ軽くて使いやすいのが特徴となっている。

⓬オルゴン水用リングとオルゴン水の作り方・効果について

オルゴン水についても、体験談・症例にしばしば登場して、詳しく知りたい人が多いと思う。リングの開発とともに、あるときからリングを浸した水が、意外な力を持っているようだと気づき、さまざまな症例に試してきた。使ってくれた人たちの中には、リング以上のファンになってくれた人たちもいる。しかしその効力の秘密は、まだ解き明かされていない。

作り方は、オルゴン水用リングをきれいに洗った後、一リットルくらい入る容器（陶器またはガラス製のもの）に水道水を入れて、その中にリングを漬けると、二～十時間でオルゴン水ができる。これを飲用にするほか、スプレーで皮膚などにかけて使う。

水に漬けたあとのリングが空気中の酸素に触れると、リングの酸化が早まりやすいので、水を汲み取った後は必ず補充するようにしていただきたい。

全国の水道水は、腐敗防止のため、薬品を混入しているが、その薬品の分量は地域でまちまちである。そのためにリングの寿命も一定ではない。

・オルゴン水の効果について

今まで、皮膚の痛みやかゆみ、湿疹、あせも、ただれ、外陰部に起こるヘルペスの痛み、その他、目に起こるさまざまな症状などが、オルゴン水のスプレーで改善した例を、私も見てきたし、報告も多い。育毛剤としての可能性があると言う人もいる。

また、オルゴン水は、人間だけでなく動物・植物に対しても、生命力を蘇らせる力があるようだ。観葉植物などにも、オルゴン水を与えると生き生きした葉っぱになり、枯れにくく寿命も延びることを実感した人が少なくない。

ペットでもこの傾向は著しいものがあり、岐阜県の医師の報告では、親戚の犬が高齢のうえに肺水腫で、あと数日の命と言われたのに、オルゴン水で快方に向かったという。

オルゴン水を飲ませるまえは、呼吸が苦しそうだったが、すこしずつオルゴン水を飲ませるうちに、呼吸が楽になり、快方に向かったというのだ。獣医師ももう処方薬は与えていなかったので、オルゴン水のおかげと思うほかはなく、家族ともども驚いていたという。

⑬貼り付け用リングについて

指輪よりすこし小さめのリングで、ほかのリングのように手足にはめるのではなく、体のどこにでも必要なところに貼り付けるために開発されたものである。

痛みがあるところにテープで止めたあと、指先で押してそのままぐるぐると円を描くようにもみほぐし、痛みが取れるまでそのまま貼り付けておく。

ほかの活用法としては、メガネの中央（鼻の当たるところ）に掛けておくと、目の見え方に変化があり、視力もよくなるという結果が報告されている。

⑭オルゴン龍について

ちょうど龍がとぐろを巻いて、頭を持ち上げているような形に作られたリングである。その頭部を体の悪いところ（患部）に向けたり、体に巻いたり、部屋のどこかに飾るようにして置いて使う。

感じ方はそれぞれ個人差があるが、部屋や車の中など、それを置いた空間の空気を清浄する作用があるのか、邪気を祓ってくれると言う人が多い。

活用法としては、龍の形のままで、腹部が気になる場合は腹部に載せたり、たとえば甲状腺が気になる場合などは、先端を患部に向け、気を照射するように使う方法がある。

身につけるタイプのリングを使っても気分が安定しないとか、寒けがする場合、龍の形を変えて胴体に巻くなどの方法もある。

オルゴン龍は形を変えやすくするため、柔らかな造りになっているが、必要以上に無理な力を加えると、リングが折れる場合もあるのでご注意願いたい。

これでリングの種類と使い方は全部である。それぞれの特徴を知って、「適材適所」で使うことにより、オルゴン療法の力を最大限に享受していただけるはずだ。

なお、具体的な施療方法については、図解とその解説を参照していただきたい。


最後に一つお断りしておきたいのは、この本の出版の目的は、あくまでも現代医療の限界を打ち破る可能性のある療法がありうることを、世の多くの人に知っていただくことであり、この療法やこの療法に必要なリングを、商品として宣伝することではない。

したがってこの本の中には、本に出てきたさまざまなリング類を購入する場所や値段についての情報は、一切載せていない。もちろんこれでは、本書をお読みになって、実際にこの療法を体験してみたいという読者には、たいへん不親切であることは承知している。

しかし、この本の趣旨・目的をよくご理解いただき、現代医療の問題点と、新たな医療の可能性に共感していただければ、著者としてはそれにまさる喜びはない。

もし、この先の情報についてもご関心があるようなら、インターネットなどで検索していただきたい。そのことをお願いして、この熱い想いの一書の筆を擱《お》きたい。

二〇一二年一月　越野　稔

自分でもできる末梢施療の方法

手足の指全部の施療を図のとおり同じように行ってください。**足の末梢から先に施療**してください。末梢施療時の痛みは、流れが通るときの痛みです。筋肉をほぐすつもりで、押したりこすったりすることで血液やリンパの通りがよくなっていきます。

※イラストの図では、親指だけの施療となっていますが、両足の指すべて同じ要領で行ってください。

1 指先を矢印のように、指の形にそって、爪の中にリングを差し込む要領で左右に数回移動してください。痛みが出るのはふさがっている血管内部に血液が通りだしたためです。

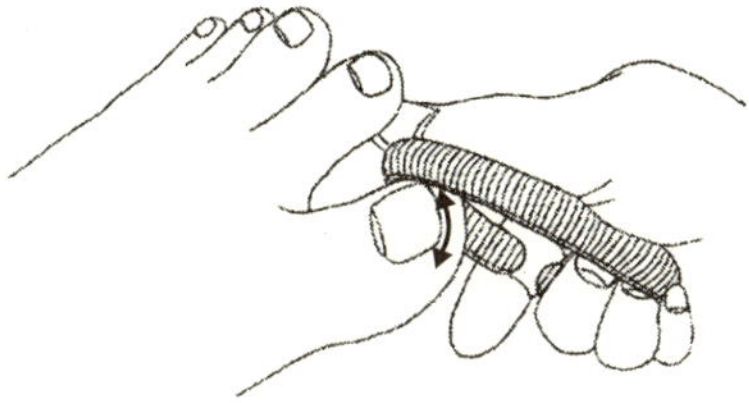

痛みが強い場合は押す力を弱めてください。

2 爪の左右を横側から、くり返し押してください。ある程度痛みを出すほうが神経細胞が活発になり、脳からの指令も全身に通るようになります。

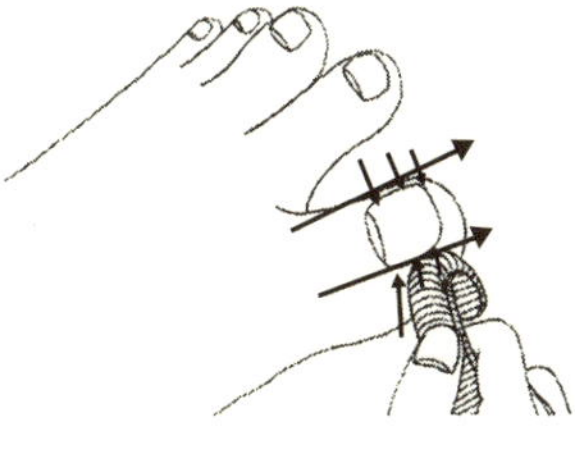

3 図のようにリングを当てているところから（第一関節）爪先方向にくり返しこすってください。爪の生え際に出てくる白い粉や粉末状のものは血管内部にあった老廃物です。

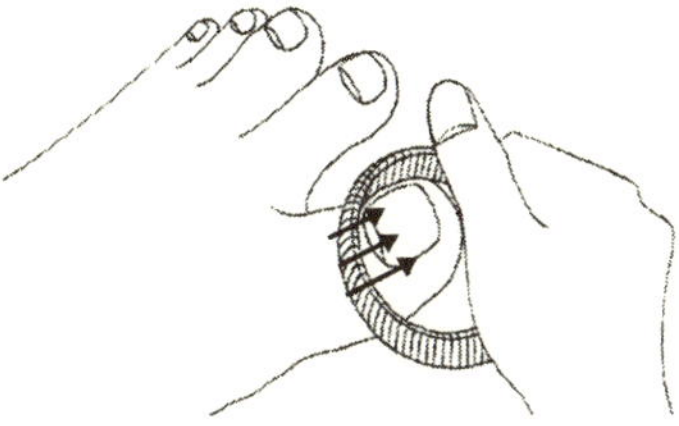

4 指の根元から指先方向にこすってください。上側・横側・裏側とも、まんべんなくこすってください。1〜4まで正確に行うと血液がスムーズに流れ出し赤味を帯びた肌になり、温かくなります。

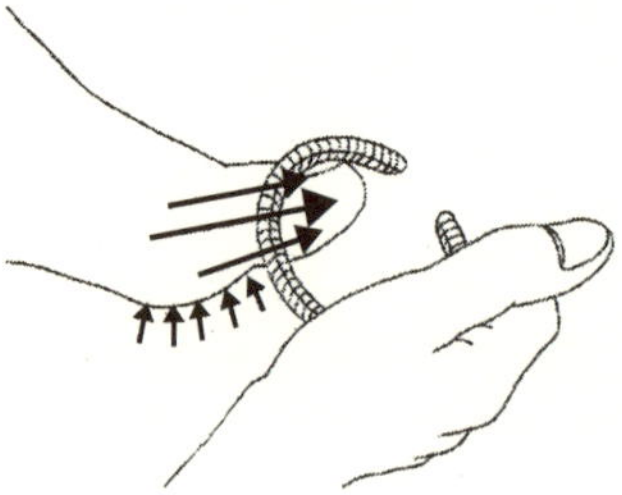

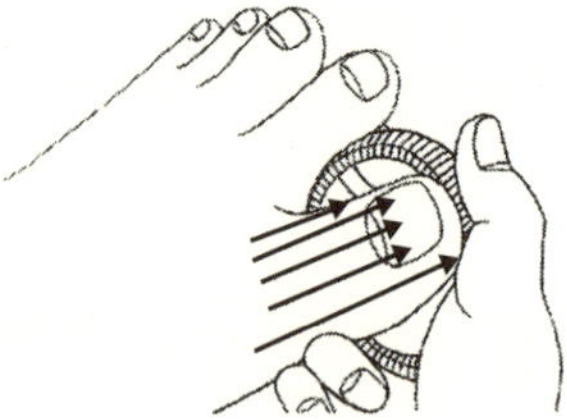

5 指の間を押すことでリンパ管の弁が開き、リンパ液は全身に回るようになります。

図のように①〜④まで指の間をリングで押してください。

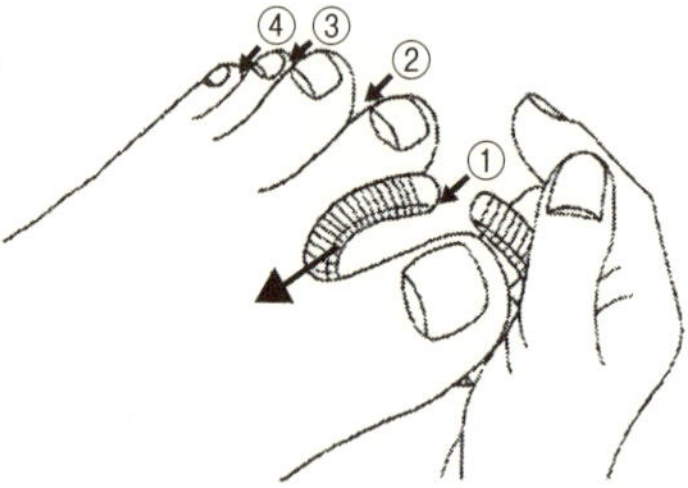

6 足の甲全体をまんべんなくこすってください。皮膚が赤くなるのは、とくに毛細血管に流れが通ったためです。こすると痛みが出るのも同様です。

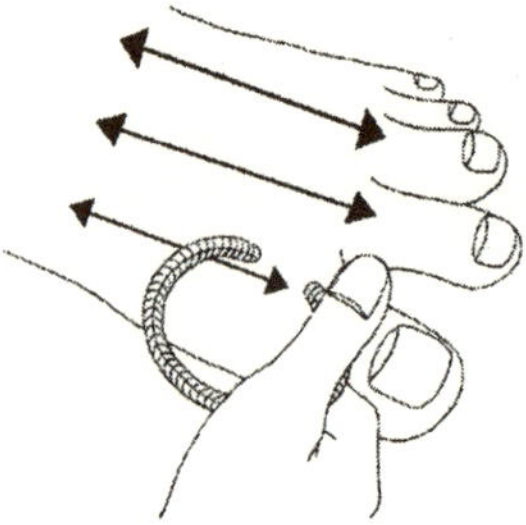

1～5図では親指の末梢施療となっておりますが、必ず第2指～第5指及び両手の指すべても親指の図を参考にして、同じ要領で行ってください。痛みが伴う場合は、軽くさする程度にします。

1 指先を矢印のように、指の形にそって爪の中にリングを差し込む要領で、左右に数回移動してください。この部分は指輪があれば、指輪のほうが施療しやすいです。

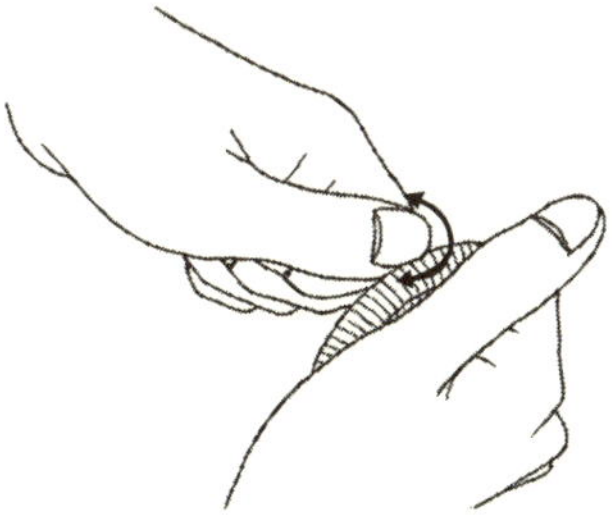

2 爪の左右を横側から、くり返し押したあと、指の根元から指先方向に数回こすってください。

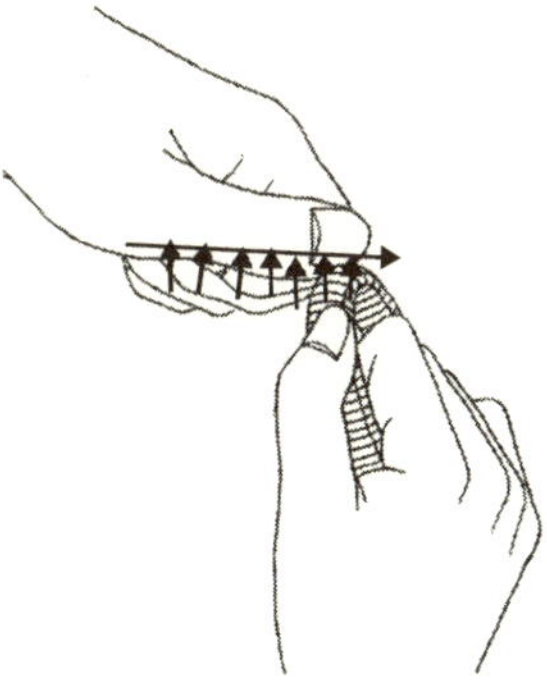

3 指の付け根から指先にかけて何度もこすってください。

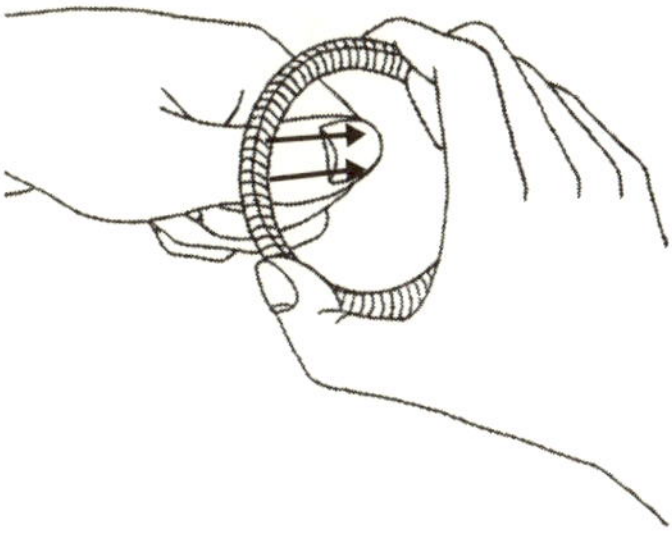

4 リングを押しつけ、指の根元から指先方向にかけて、指全体をこすってください。こすると赤みを帯びるのは、とくに毛細血管に血液が流れ出したためです。

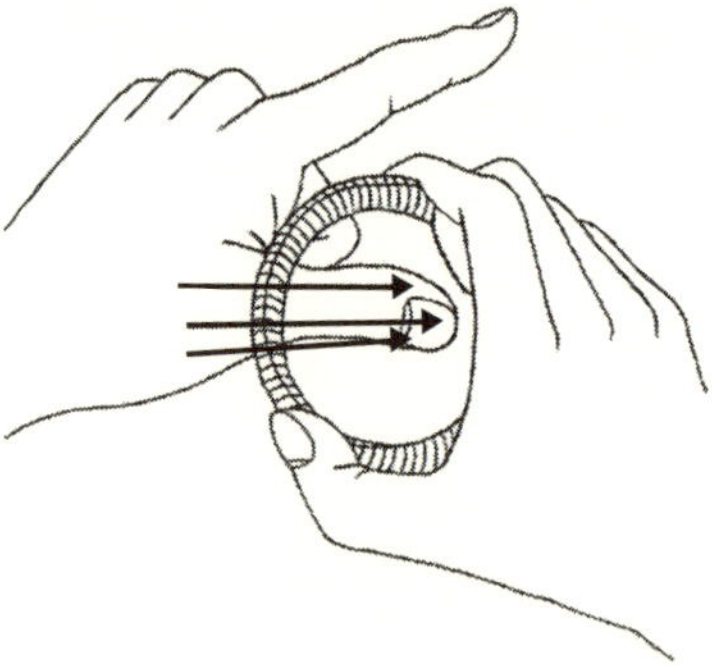

5 各指と指の間をリングで押してください。押すことで、圧力によってリンパ管内部の弁が開き、リンパ液がスムーズに流れ出す仕組みです。爪の生え際に白い粉状のものが出る場合は、血管内部の老廃物がふき出したためです。

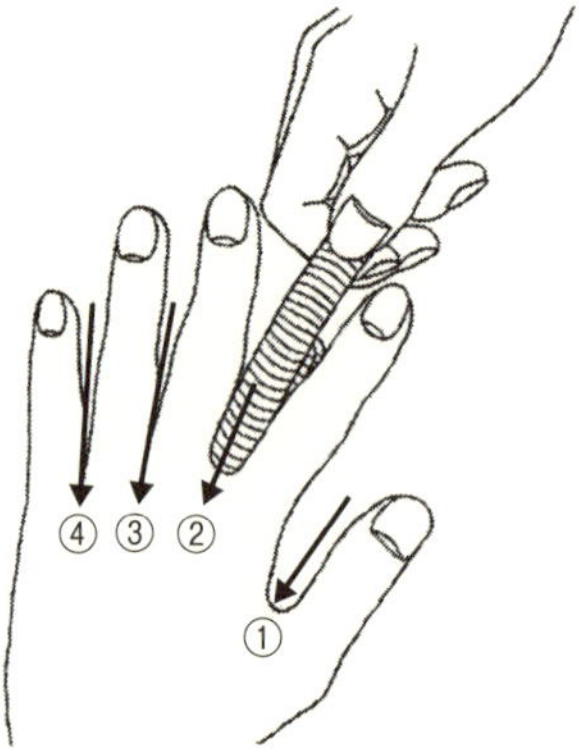

【参考文献・引用文献】

・立花隆・NHKスペシャル取材班『がん　生と死の謎に挑む』文藝春秋、NHKスペシャル「立花隆　思索ドキュメント　がん　生と死の謎に挑む」DVDブック
・岡田正彦『がん検診の大罪』新潮選書
・船瀬俊介『ガン検診は受けてはいけない!?』徳間書店
・真柄俊一『がんを治す「仕組み」はあなたの体のなかにある』現代書林
・近藤誠『抗がん剤は効かない』文藝春秋
・千島喜久男『医学革命の書　血液と健康の知恵』地湧社
・千島喜久男選集第4巻『革新の組織学と医学・生物学』地湧社
・忰山紀一『よみがえる千島学説』なずなワールド
・忰山紀一『哲学としての千島学説』千島学説研究会『螺旋』6号
・山田容子編集『革新の医学者千島喜久男遺文　いのち自衛』けんこう村
・大杉幸毅『血液循環療法　理論編』千書房
・大杉幸毅『血液循環療法　上達の秘訣』たにぐち書店
・多田政一『綜統医学提唱論』日本綜統学術研究院
・今沢武人『家庭医学全貌』家庭医学協会

・今沢武人『脾臓の神秘』家庭医学協会
・甲田光雄『マイナス栄養のすすめ』春秋社
・森下敬一『森下自然医学の概要』国際自然医学会
・吉原正登『血液は語る…』現代書林
・小松健治『革新の体液循環論』血液循環療法協会『血液と循環』第7号
・藤田恒太郎『人体解剖学』南江堂
・寺澤捷年『絵でみる和漢診療学』JJnスペシャル№36 医学書院
・岡本裕『9割の医者は、がんを誤解している！』飛鳥新社
・豊田正義『奇跡の医療』幻冬舎
・稲田芳弘『ソマチッドと714Xの真実』Eco・クリエイティブ
・傅田光洋『第三の脳』朝日出版社
・エリッヒ・ヤンツ『自己組織化する宇宙』工作舎
・池上正治『気の不思議 その源流をさかのぼる』講談社現代新書
・集英社文庫編集部編『「気」が癒す』集英社文庫
・吉岡紀夫『〝変形／痛み〟の治療革命！筋膜療法』たにぐち書店
・高尾征治『宇宙生命三都物語』Eco・クリエイティブ
・ジェームズ・L・オシュマン、帯津良一監修『エネルギー医学の原理・その科学的根拠』エンタプライズ

越野稔（こしのみのる）

1942年、愛媛県生まれ。伝統の刃物職人の道に30年以上打ち込む。誤診による薬害で生死の境をさまよった経験から、独自の金属リングによるオルゴン療法を開発、その恩恵に浴した体験者が増え続け、この20年近くの間に2万人に達しようとしている。とくに西洋医学の医師の中に経験者・理解者が増え、その効果の医学的解明も進められている。

小松健治（こまつけんじ）

1944年、広島県生まれ。順天堂大学医学部を卒業後、島根県益田日赤病院胸部外科部長を経て、現在、自然治癒力を尊重する予防医学中心の「あうん健康庵」庵主。総合医。「生血液細胞・栄養分析法」などを活用し、千島学説の検証に努める一方、オルゴン療法の効果に注目してその医学的解明に取り組んでいる。千島学説研究会同人・同副代表理事。

【協力】オルゴン物理療法師協会

最後の療法

2012年3月10日　第1刷発行

著　者　越野 稔 小松健治
発行者　見城 徹

発行所　株式会社 幻冬舎
〒151-0051　東京都渋谷区千駄ヶ谷4-9-7

電話：03(5411)6211(編集)
03(5411)6222(営業)
振替：00120-8-767643
印刷・製本所：中央精版印刷株式会社

検印廃止

Printed in Japan
ISBN978-4-344-02151-8　C0095
幻冬舎ホームページアドレス　http://www.gentosha.co.jp/

この本に関するご意見・ご感想をメールでお寄せいただく場合は、
comment@gentosha.co.jpまで。